医药高等院校案例版教材

供高等职业教育护理、助产、临床医学、口腔医学、医学检验技术、医学影像技术、康复治疗技术等医学相关专业使用

营养学基础

（第4版）

主　编　刘定梅

副主编　周理云

编　者　（按姓氏汉语拼音排序）

季爱玲　重庆医药高等专科学校

李　晶　山东药品食品职业学院

李景辉　辽宁医药职业学院

刘丹阳　廊坊卫生职业学院

刘定梅　遵义医药高等专科学校

吕　和　哈尔滨医科大学附属第一医院

宋珊珊　遵义医药高等专科学校

周理云　江西卫生职业学院

北　京

内 容 简 介

本教材编写坚持"三个贴近"原则,即贴近学生、贴近岗位、贴近社会。本教材在第三版的基础上参考《中国居民膳食指南(2022)》和《中国居民平衡膳食宝塔(2022)》作了更新和修订,主要介绍各类营养素的生理功能与食物来源、各类食物的营养价值、不同生理条件下人群的营养、合理膳食、营养调查及评价方法,以及常见疾病的营养治疗等营养学基本原理和基础知识。

本教材可供高等职业教育护理、助产、临床医学、口腔医学、医学检验技术、医学影像技术、康复治疗技术等医学相关专业使用。

图书在版编目(CIP)数据

营养学基础/刘定梅主编. —4 版. —北京:科学出版社,2022.7
医药高等院校案例版教材
ISBN 978-7-03-072179-2

Ⅰ. ①营… Ⅱ. ①刘… Ⅲ. ①营养学-医学院校-教材 Ⅳ. ①R151

中国版本图书馆 CIP 数据核字(2022)第 074309 号

责任编辑:张立丽 / 责任校对:杨 赛

责任印制:赵 博 / 封面设计:涿州锦晖

科学出版社 出版

北京东黄城根北街 16 号
邮政编码:100717
http://www.sciencep.com

三河市春园印刷有限公司印刷
科学出版社发行 各地新华书店经销

*

2004 年 8 月第 一 版 开本:850×1168 1/16
2022 年 7 月第 四 版 印张:8
2025 年 1 月第四十三次印刷 字数:243 000

定价:39.80 元

(如有印装质量问题,我社负责调换)

前 言

Preface

　　党的二十大报告指出："培养造就大批德才兼备的高素质人才，是国家和民族长远发展大计。"教材是教学内容的重要载体，是教学的重要依据、培养人才的重要保障。本次教材编写旨在贯彻党的二十大报告精神和党的教育方针，落实立德树人根本任务，坚持为党育人、为国育才。

　　本版教材保留了第三版的编写指导思想：坚持"三个贴近"原则，即贴近学生、贴近岗位、贴近社会；在编写内容上坚持科学性、严谨性和先进性，即注重营养名词术语的规范、逻辑的严谨和知识的及时更新；本教材体现了营养学发展的观念，体现了数字化教学资源与纸质教材的紧密结合，也体现了社会对卫生职业教育的需求和专业人才能力培养的要求。

　　本版教材在第三版基础上，主要作了以下内容的修订：①根据最新《中国居民膳食营养素参考摄入量》更新了数值和附录，修订了各章的名词术语；②根据最新《中国居民膳食指南（2022）》和《中国居民平衡膳食宝塔（2022）》对第3章、第4章、第5章的相关内容作了修订；③由于水不再被列入必需营养素，第2章删除了水的相关内容；④第5章补充了学龄儿童的营养，使章节内容更加完整；⑤第8章更新了案例和链接，使内容更加丰富实用。

　　各位编委的所在单位对本书的编写给予了大力支持，在此表示衷心感谢。由于编者水平有限，教材中可能存在不足之处，恳请各位教师在使用过程中批评指正，也希望读者提出宝贵意见。

编　者

2023 年 5 月

配 套 资 源

欢迎登录"中科云教育"平台，**免费** 数字化课程等你来！

"中科云教育"平台数字化课程登录路径

电脑端

- ▶ 第一步：打开网址 http://www.coursegate.cn/short/UDR1A.action
- ▶ 第二步：注册、登录
- ▶ 第三步：点击上方导航栏"课程"，在右侧搜索栏搜索对应课程，开始学习

手机端

- ▶ 第一步：打开微信"扫一扫"，扫描下方二维码

- ▶ 第二步：注册、登录
- ▶ 第三步：用微信扫描上方二维码，进入课程，开始学习

PPT课件，请在数字化课程中各章节里下载！

目 录

Contents

第 **1** 章
绪 论

食物是人类赖以生存的物质基础，饮食与人类健康的关系是人类历史长河中亘古不变的主题。在长期的社会发展过程中，人类逐渐认识到合理饮食是机体健康的重要保证，并积累了大量的理论和方法，形成了一门重要的学科——营养学。营养学具有很强的科学性、社会性和应用性，它与国计民生的关系密切，在增强我国人民体质、预防疾病、提高健康水平等方面起着重要的作用。

一、营养、营养素与营养学的定义

营养（nutrition）是指人体从外界环境摄取食物，经过消化、吸收和代谢，利用其有益物质，供给能量，构成和更新身体组织，以及调节生理功能的全过程。人从胚胎发育开始，直至死亡的全部生命过程中，营养始终起着重要的作用，是决定人体健康的重要因素。

营养素（nutrient）是指食物中具有特定生理作用，能维持机体生长、发育、活动、生殖以及正常代谢所需的物质，包括蛋白质、脂类、碳水化合物（糖类）、矿物质及维生素等。不同食物具有不同的营养价值，自然界极少有食物含有人体必需的所有营养素，人体每天需要进食多种食物，才能摄取数量充足、比例适宜的营养素。如果某种营养素长期摄入不足或过量，可能对机体健康造成危害，并引起疾病。

营养学是研究人体营养规律及其改善措施的科学，包括基础营养、食物营养、人群营养、公共营养、临床营养等。营养学是研究食物中对人体有益的成分及人体摄取与利用这些成分以维持、促进健康的规律和机制，并在此基础上采取具体、宏观、社会性的措施来改善人类健康、提高生命质量的科学。

二、我国营养学发展简史

《周礼》中已有记载将医官分为四大类，即食医、疾医、疡医和兽医。其中，食医是专门从事饮食营养的医官。我国传统医学的经典著作《黄帝内经》中，就提出了"五谷为养，五果为助，五畜为益，五菜为充，气味合而服之，以补精益气"的原则，这是最早提出的膳食平衡理念。东晋葛洪撰写的《肘后备急方》，记载了用大豆、小豆、胡麻、牛乳、鲫鱼等组成方剂治疗和预防脚气病。

我国的现代营养学开始于 20 世纪初，主要开展食物成分分析和小范围膳食调查。1913 年前后，我国首次发布了营养状况调查报告。1939 年，中华医学会提出了我国历史上第一个营养素供给量建议。1945 年，中国营养学会在重庆正式成立，并创办了《中国营养学杂志》。

中华人民共和国成立后，我国的营养学和营养事业有了新的发展，营养科研机构结合国家建设和人民保健开展了大量工作。1952 年，我国出版了第一版《食物成分表》，1955 年经过修订，将推荐每日营养素供给量（recommended daily allowance，RDA）作为附录登载于再版的《食物成分表》中；1959 年我国开展了历史上第一次全国性营养调查；1989 年我国制定了第一部《中国居民膳食指南》，1997 年修订后发布了《中国居民平衡膳食宝塔》，并于 2007 年、2016 年、2022 年进行修订；2000 年我国发布了第一部《中国居民膳食营养素参考摄入量》（Chinese DRIs），并于 2013 年进行了修订；2021 年中国营养学会编写了《中国居民膳食指南科学研究报告（2021）》。

目前，现代营养学已形成具有多个分支的学科体系，主要包括基础营养学、人群营养学、公共营养学、临床营养学等方面。基础营养学主要研究营养素在人体内的代谢状况、生理功能和作用机制；人群营养学主要研究人体在不同生理状态和特殊环境下的营养需要；公共营养学主要研究社区居民的营养状态与需求，食物的生产、供应、分配和社会保障体系；临床营养学主要研究营养与疾病的关系，人体在疾病状态下的营养需求以及如何满足需求。近年来，随着营养学基础研究、植物化学物热点研究、分子营养学微观研究、营养相关疾病研究、新营养学研究、现代营养学与我国传统医学的融合研究等多种研究的不断探索与发展，现代营养学体系也变得更加丰富和全面。

三、营养学在防治疾病中的作用

营养学的理论和方法在预防、治疗疾病的过程中，发挥着越来越重要的作用，主要体现在以下几方面。

1. 预防营养缺乏病　某些营养素缺乏可直接引起缺乏病，如因蛋白质与能量长期摄入不足所致的蛋白质-能量营养不良；维生素 A 缺乏可引起夜盲症；维生素 C 缺乏可致维生素 C 缺乏病（坏血病）；维生素 D 缺乏可致佝偻病；叶酸缺乏可致胎儿神经管畸形；铁缺乏可引起缺铁性贫血。

2. 降低慢性病发病率和死亡率　流行病学资料表明，补充某些抗氧化营养素能降低一些慢性病的发病率、死亡率，如补充微量元素硒可降低肝癌发病率，补充维生素 E 可降低脑卒中、冠状动脉粥样硬化性心脏病（冠心病）的病死率等。

3. 促进术后康复　营养素的合理补充，能调节患者的生化代谢，促进术后伤口愈合与体力恢复，达到早日康复的目的。

4. 提供营养支持　提供营养支持能使一些消化功能较差的患者获得营养，如采用管饲、胃造瘘、空肠造瘘等方法在胃肠内直接注入营养物质，改善营养状况；对不能经胃肠吸收的患者，可直接从静脉中输入营养素。

5. 防止疾病恶化和并发症，减少治疗中的不良反应　某些营养素能清除氧自由基，提高免疫功能，防止疾病的恶化和并发症，如维生素 E 和维生素 C 具有抗氧化功能，可部分消除机体内的自由基；饮食营养治疗是防治糖尿病并发症的主要手段；癌症患者在化疗、放疗过程中，采用营养治疗后，可减少不良反应，有利于患者的进一步治疗。

四、学习营养学基础的意义

随着医学科学的发展，人们逐渐掌握了生、老、病、死的规律，更加明确了营养学知识在生命过程中的重要作用，认识到合理营养不仅能提高自身的健康水平，也能提高民族素质。营养是影响和制约社会经济发展的重要因素。

1992 年，150 多个国家和地区的部长或代表在罗马召开了国际营养会议，发布了《世界营养宣言》和《世界营养行动计划》。我国政府一直十分重视居民营养与健康问题，国务院办公厅于 1993 年发布了《九十年代中国食物结构改革与发展纲要》；于 1997 年发布了《中国营养改善行动计划》；2001 年和 2014 年分别发布了《中国食物与营养发展纲要（2001—2010 年）》和《中国食物与营养发展纲要（2014—2020 年）》等一系列文件。尤其是 2017 年发布的《国民营养计划（2017—2030 年）》，明确提出坚持以人民健康为中心，以普及营养健康知识、优化营养健康服务、完善营养健康制度、建设营养健康环境、发展营养健康产业为重点，立足现状，着眼长远，关注国民生命全周期、健康全过程的营养健康，将营养融入所有健康政策，不断满足人民群众营养健康需求，提高全民健康水平，为建设健康中国奠定坚实基础。

经过数十年的努力，现阶段我国居民营养不足发生率明显降低，特别是能量供应不足已经得到根本改善，但是随着社会经济的快速发展和居民生活方式的巨大改变，超重、肥胖及膳食相关疾病如糖尿病、高血压、心脑血管疾病等慢性病问题日趋严重，长期膳食不平衡成为慢性病发生的主要危险因素，也是我国居民疾病发生和死亡的最主要因素。

医学生通过本课程学习可以掌握一定的营养学基础和基本技能,有利于学生毕业后做好临床营养治疗或护理工作;有利于在社区开展营养咨询和健康教育,提高社区居民的营养素养;有利于对社区居民进行营养调查及评价,不断满足人民群众对健康的需求。

目标检测

一、名词解释

1. 营养　　2. 营养素　　3. 营养学

二、单项选择题

1. 以下不属于营养素的物质是（　　）

　　A. 蛋白质　　　　B. 碳水化合物

　　C. 矿物质　　　　D. 维生素

　　E. 水

2. 研究营养与疾病的关系,人体在疾病状态下的营养需求

的学科是（　　）

　　A. 基础营养学　　　　B. 人群营养学

　　C. 公共营养学　　　　D. 临床营养学

　　E. 新营养学

三、简答题

1. 简述营养学的作用。

2. 简述学习营养学的意义。

（刘定梅）

第**2**章
营养素与能量

人体为维持生命和健康，每天都需要从食物中摄取各种营养素和能量。人体所需的营养素分为五大类：蛋白质、脂类、碳水化合物（糖类）、维生素和矿物质。它们以不同形式存在于各种食物中，营养素的主要生理功能是提供能量、维持体温、构成机体成分和修复组织、维持生理调节功能等。其中，在体内代谢过程中能够产生能量的营养素，称为产能营养素，包括蛋白质、脂类和碳水化合物。同时由于蛋白质、脂类和碳水化合物是人体内含量及需要量相对较多的营养素，又称为宏量营养素。而微量营养素是指人体内含量及需要量相对较少的营养素，主要指维生素和矿物质。

第1节 蛋 白 质

 案例 2-1

2008 年 9 月 8 日，某县 14 名婴儿同时患上肾结石，引起外界关注。至 2008 年 9 月 11 日该县所在省份共发现 59 例肾结石患儿，部分患儿已发展为肾功能不全，甚至有 1 名患儿死亡，这些患儿均食用了某公司生产的低价奶粉。经检测发现奶粉中掺入了化工原料三聚氰胺（分子式为 $C_3H_6N_6$，含氮量 66.7%）。截至 2008 年 9 月 21 日，因食用该奶粉而接受门诊治疗咨询且已基本康复的婴幼儿累计 39 965 人，正在住院的有 12 892 人，已治愈出院的有 1579 人，死亡 3 人。

问题： 1. 该事件所利用的营养学原理是什么？

2. 该公司违背了社会主义核心价值观中的什么价值准则？

蛋白质（protein）是以氨基酸为基本单位，通过肽键连接起来的一类含氮大分子有机化合物，是生命和机体的物质基础，从机体的构成到一切生命活动，几乎都离不开蛋白质，因此没有蛋白质就没有生命。

一、蛋白质的生理功能

（一）人体组织细胞的构成成分

人体的一切细胞组织都含有蛋白质，如骨骼中的胶原蛋白、指甲与皮肤表层的角蛋白、肌肉组织的肌红蛋白等。人体在生长发育过程中包含着蛋白质的不断增长，在细胞死亡或组织修复的同时，蛋白质组成的新细胞也在不断地再生。总之，蛋白质是人体一切细胞和组织的基本成分，是组织器官生长发育、更新和创伤修复的主要原料。在正常成人体内，蛋白质占体重的 16%～19%，每天约有 3% 的蛋白质被更新。

（二）构成机体内多种具有重要生理功能的物质

体内很多重要的生理活性物质有蛋白质成分，如催化体内物质代谢和生理生化过程的蛋白酶类，调节各种代谢活动和生理生化反应的蛋白质类激素，携带和运输氧的血红蛋白，参与和维持肌肉收缩的肌纤凝蛋白、肌钙蛋白、肌动蛋白等。

(三)提供热能

蛋白质通过代谢可以为人体提供热能，是三大产能营养素之一。每克蛋白质提供 17kJ（4kcal）的热能。

(四)提供特殊氨基酸

蛋白质中的甲硫氨酸是体内最重要的甲基供体，为体内很多含氮物质如肌酸、松果体、肾上腺素、肉碱等的合成提供甲基。此外，甲基化在蛋白质和核酸的修饰加工方面也极为重要。牛磺酸在出生前后中枢神经系统和视觉系统发育中起关键作用。精氨酸能增加淋巴因子的生成与释放。

二、必需氨基酸与蛋白质互补

氨基酸是构成蛋白质的基本单位，构成人体蛋白质的氨基酸有 20 多种。其中人体必需，体内不能合成或合成量不能满足需要，需要从食物中获得的氨基酸，称为必需氨基酸（essential amino acid），包括异亮氨酸、亮氨酸、赖氨酸、甲硫氨酸、苯丙氨酸、苏氨酸、色氨酸、缬氨酸和组氨酸。组氨酸为婴幼儿必需氨基酸，1985 年联合国粮食及农业组织（FAO）/世界卫生组织（WHO）的报告中认为组氨酸也是成人必需氨基酸。人体需要，但能在体内合成，非必须从食物中获得的氨基酸，称为非必需氨基酸，如天冬氨酸、谷氨酸、甘氨酸、丝氨酸、丙氨酸、脯氨酸等。正常人可以自身合成，但在创伤、感染、剧烈运动及高分解代谢等特殊条件下会相对缺乏，需要外源性补充的氨基酸，如精氨酸和谷氨酰胺；或者是能减少必需氨基酸需求的氨基酸，如酪氨酸和半胱氨酸，这些氨基酸被称为条件必需氨基酸。

氨基酸模式是评价某种蛋白质中各种必需氨基酸的构成比例的一个指标（以蛋白质中含量最少的色氨酸为 1，计算出其他必需氨基酸和它的比值），是氨基酸相对比值。当食物蛋白质氨基酸模式与人体蛋白质氨基酸模式越接近时（表 2-1），必需氨基酸被机体利用的程度越高，食物蛋白质的营养价值也越高。蛋白质含必需氨基酸种类齐全、数量充足、比例适当，用作评价食物蛋白质营养价值的参照物，称为参考蛋白质，常用鸡蛋蛋白质和乳蛋白质作为参考蛋白质。

表 2-1 几种食物和人体蛋白质氨基酸模式

	异亮氨酸	亮氨酸	赖氨酸	甲硫氨酸+半胱氨酸	苯丙氨酸+酪氨酸	苏氨酸	缬氨酸	色氨酸
人体	4.0	7.0	5.5	3.5	6.0	4.5	5.0	1.0
全鸡蛋	3.2	5.1	4.1	3.4	5.5	2.8	3.9	1.0
牛奶	3.4	6.8	5.6	2.4	7.3	3.1	4.6	1.0
牛肉	4.4	6.8	7.2	3.2	6.2	3.6	4.6	1.0
大豆	4.3	5.7	4.9	1.2	3.2	2.8	3.2	1.0
面粉	3.8	6.4	1.8	2.8	7.2	2.5	3.8	1.0
大米	4.0	6.3	2.3	2.3	3.8	2.9	4.8	1.0

食物蛋白质中一种或几种含量相对较低，影响蛋白质利用率的必需氨基酸，称为限制氨基酸。其中含量最低的称第一限制氨基酸，以此类推。例如，大米和面粉的第一限制氨基酸为赖氨酸，大豆的第一限制氨基酸为甲硫氨酸。

不同的蛋白质所含必需氨基酸的种类和数量不同。两种或两种以上食物蛋白质混合食用，其所含必需氨基酸种类和数量之间相互补充，提高食物蛋白质营养价值的作用，称为蛋白质互补作用（protein complementary action）。例如，将大豆和米面同时食用，大豆蛋白质可弥补米面蛋白质中赖氨酸的不足，米面也可在一定程度上补充大豆蛋白质中甲硫氨酸的不足，起到互补作用。因此，要养成良好的饮食习惯，不挑食，不偏食，发挥蛋白质的互补作用，以提高食物蛋白质的利用率。

三、氮　平　衡

机体内的蛋白质始终处于合成与分解的动态变化中。体内的蛋白质均由碳、氢、氧、氮等元素组成，是机体氮元素的唯一来源。因此，通常以氮平衡来衡量人体蛋白质需要量和评价人体蛋白质营养状况。氮平衡是指摄入氮与排出氮的动态平衡。机体在不同生理状况下可以出现以下三种不同的氮平衡。

1. 零氮平衡　零氮平衡指在一定时间（24h）内摄入氮=排出氮（尿氮、粪氮、皮肤氮等氮损失），表示组织蛋白质的合成与分解处于平衡状态，一般见于健康成人，蛋白质主要用于组织更新。

2. 正氮平衡　正氮平衡指摄入氮量>排出氮量，表示组织蛋白质的合成>分解，一般见于婴幼儿、儿童、青少年、孕妇、乳母和恢复期的患者，蛋白质除用于组织更新外，还要合成新组织。

3. 负氮平衡　负氮平衡指摄入氮量<排出氮量，表示组织蛋白质的合成<分解，见于衰老、消耗性疾病、吸收不良、创伤、应激、活动量过大等。

蛋白质如长期摄入不足，热能供给不足，活动量过大及精神紧张都可促使氮平衡趋向负氮平衡，可使机体出现生长发育迟缓、体重减轻、贫血、免疫功能低下、易感染、智力发育障碍等，严重时可引起营养性水肿。

四、食物中蛋白质营养价值的评价

食物中的蛋白质组成不同，其营养价值也不一样。食物蛋白质营养价值的高低受很多因素影响，其主要影响因素是蛋白质含量及人体对不同蛋白质的消化、吸收和利用程度。因此，食物蛋白质营养价值主要从以下四个方面来评价。

（一）蛋白质含量

评定一种食物蛋白质营养价值，应以含量为基础。对同类食物而言，蛋白质的含量越高，其营养价值也越高。食物中的蛋白质含量一般使用凯氏定氮法测定，测得食物中的含氮量乘以换算系数 6.25（16% 的倒数）就可得出食物中蛋白质的含量。

（二）蛋白质消化率

蛋白质消化率是指在消化道内被吸收的蛋白质占摄入蛋白质的百分比，是反映食物蛋白质在消化道内被分解和吸收程度的一项指标。蛋白质的消化率越高，被机体吸收利用的可能性越大，营养价值也越高。一般动物性食物蛋白质的消化率高于植物性食物（表 2-2），如将食物加工烹调软化或去除纤维，可提高其消化率。例如，大豆整粒食用消化率约为 60%，而加工成豆浆或豆腐则消化率可提高到 90% 以上。蛋白质消化率可分为真消化率和表观消化率，蛋白质表观消化率是不考虑粪代谢氮时，机体对食物蛋白质消化吸收的程度。蛋白质真消化率是指在考虑粪代谢氮时，蛋白质吸收量占摄入量的百分比。表观消化率由于没有考虑粪代谢氮，计算更简便，计算结果小于真消化率，因此使用表观消化率更简便也更安全。在实际应用中常采用的是表观消化率。

表 2-2　几种食物蛋白质真消化率

食物	真消化率（%）	食物	真消化率（%）	食物	真消化率（%）
鸡蛋	97±3	大米	88±4	大豆粉	86±7
牛奶	95±3	面粉	96±4	菜豆	78
肉、鱼	94±3	燕麦	86±4	花生酱	88
玉米	85±6	小米	79	中国混合膳食	96

$$蛋白质真消化率（\%）=\frac{摄入氮-（粪氮-粪代谢氮）}{摄入氮}\times100\%$$

$$蛋白质表观消化率（\%）=\frac{摄入氮-粪氮}{摄入氮}\times100\%$$

（三）蛋白质利用率

衡量蛋白质利用率的指标很多，各指标分别从不同角度反映了蛋白质被利用的程度。下面介绍几种常用的指标。

1. 蛋白质生物价（biological value，BV）　蛋白质生物价简称生物价，是蛋白质储留量占吸收量的百分比，表示食物蛋白质吸收后在体内被利用的程度。蛋白质生物学价值的高低取决于必需氨基酸的含量和比值。食物蛋白质中必需氨基酸比值与人体组织蛋白质中氨基酸比值越接近，该食物蛋白质生物学价值越高，见表2-3。

表 2-3　常见食物蛋白质的生物学价值

蛋白质	生物价	蛋白质	生物价	蛋白质	生物价
鸡蛋	94	大米	77	白面粉	52
鸡蛋白	83	小麦	67	小米	57
鸡蛋黄	96	生大豆	57	玉米	60
脱脂牛奶	85	熟大豆	64	白菜	76
鱼肉	83	豆腐	65	甘薯（红薯）	72
牛肉	76	扁豆	72	马铃薯	67
猪肉	74	蚕豆	58	花生	50

$$蛋白质生物价（\%）=\frac{储留氮}{吸收氮}\times100\%$$

$$吸收氮=摄入氮-（粪氮-粪代谢氮）$$

$$储留氮=吸收氮-（尿氮-尿内源性氮）$$

2. 蛋白质净利用率（net protein utilization，NPU）　蛋白质净利用率反映食物中蛋白质被机体利用的程度。它包括食物蛋白质的消化和利用两个方面。将食物蛋白质消化率和生物价结合起来评价蛋白质营养价值更为全面，可以通过蛋白质真消化率与蛋白质生物价的乘积来计算。

$$蛋白质净利用率(\%)=蛋白质真消化率\times蛋白质生物价$$

3. 蛋白质功效比值（protein efficiency ratio，PER）　蛋白质功效比值是指在规定条件下，实验动物每摄入1g蛋白质的体重增加量（g）。由于被测蛋白质主要被用来提供机体生长的需要，所以该指标被广泛用作婴幼儿食品中蛋白质的评价。实验时，饲料中被测蛋白质是唯一蛋白质来源，占饲料的10%，实验期为28d。

$$蛋白质功效比值=\frac{实验期内动物体重增加量（g）}{实验期内摄入的蛋白质量（g）}$$

（四）化学评价

1. 氨基酸评分（amino acid score，AAS）　氨基酸评分又称氨基酸化学评分，是被测食物蛋白质每克氮第一限制氨基酸量（mg/g）与参考蛋白质每克氮相应氨基酸量（mg/g）之比，是最简单的评估蛋白质质量的方法。氨基酸评分的缺点是没有考虑食物蛋白质的消化率。

$$氨基酸评分=\frac{被测食物蛋白质每克氮第一限制氨基酸量（mg／g）}{参考蛋白质每克氮相应氨基酸量（mg／g）}×100$$

2. 蛋白质消化率校正的氨基酸评分（protein digestibility-corrected amino acid score，PDCAAS）　蛋白质消化率校正的氨基酸评分又称蛋白质可消化性评分，是氨基酸评分与蛋白质真消化率的乘积。

$$蛋白质消化率校正的氨基酸评分=氨基酸评分×蛋白质真消化率$$

五、蛋白质的参考摄入量与食物来源

（一）参考摄入量

参考摄入量以满足氮平衡为原则。我国膳食结构以植物性食物为主。《中国居民膳食营养素参考摄入量》根据不同性别、年龄及生理状况制订了相应的蛋白质参考摄入量（见附录 1），其中成人蛋白质推荐摄入量（RNI）为：男性 65g/d，女性 55g/d，蛋白质摄入量占总能量的 10%～15%。

（二）食物来源

1. 动物性食物　动物性食物如肉类、鱼类、蛋类，其蛋白质含量在 10%～20%，均属于优质蛋白质。

2. 植物性食物　植物性食物如谷类、薯类、豆类等，其中大豆的蛋白质含量为 20%～40%，是唯一能够代替动物性蛋白质的植物蛋白质，也属优质蛋白质。为提高蛋白质质量，一般要求动物性蛋白质和大豆蛋白质宜占膳食蛋白质总量的 30%～50%。

第2节　脂　类

脂类（lipid）是人体组织的重要组成成分，正常人按体重计算含脂类 10%～20%，肥胖者可达 30%以上。脂类也是人体重要的营养物质，天然食物中的脂类不仅具有高能值，而且还提供必需脂肪酸和脂溶性维生素。

一、脂类种类及功能

脂类是脂肪和类似脂肪物质的统称，是一类不溶于水而溶于有机溶剂的非极性化合物。脂类的共同特点是不仅溶于有机溶剂，而且可溶解其他脂溶性物质，如脂溶性维生素。营养学中重要的脂类主要是三酰甘油、磷脂和固醇类。

（一）三酰甘油

三酰甘油是由三分子的脂肪酸和一分子的甘油构成。脂肪酸分饱和脂肪酸和不饱和脂肪酸，前者熔点高，后者熔点低。动物脂肪含饱和脂肪酸多，在常温下呈固态，称脂。植物脂肪含不饱和脂肪酸多，在常温下呈液态，称油。不同的脂肪有不同的结构和功能，其主要生理功能有以下几方面。

1. 体内脂肪的生理功能

（1）储存和提供能量　当人体摄入的能量不能及时被利用或过多时，就被转变为脂肪而储存起来。当机体需要时，脂肪细胞中的脂肪酶立即分解三酰甘油释放出甘油和脂肪酸进入血液循环，它们和食物中被吸收的脂类一起被分解释放出能量以满足机体的需要，脂肪是人体内产生能量最高的营养素，体内 1g 脂肪可产生能量约 37kJ（约 9kcal）。

体内脂肪细胞的储存和供能有两个特点：一是脂肪细胞可以不断地储存脂肪，至今还未发现其吸收脂肪的上限，所以人体可因不断地摄入过多的热能而不断地积累脂肪，导致越来越胖；二是机体不能利用脂肪酸分解的含 2 个碳的化合物合成葡萄糖，所以脂肪不能给脑和神经细胞及血细胞提供能量。

（2）构成人体重要的组成成分　细胞膜中含有大量脂肪酸，其是细胞维持正常结构和功能所必不可少的重要成分。人体的脂肪组织主要分布在皮下、腹腔、肌纤维间和脏器周围等处。

（3）维持体温正常　脂肪不易传热，故皮下脂肪可起到隔热保温的作用，维持体温正常和恒定。

（4）保护作用　脂肪组织在体内起着支撑、衬垫、润滑和缓冲的作用，可保护脏器、组织和关节等免受外力损害。

（5）节约蛋白质　脂肪在体内代谢分解的产物，可以促进碳水化合物的能量代谢，使其更有效地释放能量。充足的脂肪还可以保护体内蛋白质和食物蛋白质不被用来作为能源物质，从而使其有效地发挥其他重要的生理功能。

2. 食物中脂肪的作用

（1）增加饱腹感　食物中脂肪含量越多，胃排空的速度越慢，胃排空所需时间越长。

（2）改善食物的感官性状　脂肪作为食品烹调加工的重要原料，可以改善食物的色、香、味、形，促进食欲。

（3）提供脂溶性维生素　食物脂肪中含有各类脂溶性维生素，脂肪不仅是这些脂溶性维生素的食物来源，也可以促进它们在肠道中的吸收。

脂肪摄入不足，可出现皮肤干燥、脱发，影响机体的正常生长发育；脂肪摄入过多，可导致能量过剩，易引起肥胖，增加心血管疾病、糖尿病、肿瘤等一系列疾病发病的危险性。

（二）磷脂

磷脂是指含有磷酸基团的类脂，包括甘油磷脂和鞘磷脂两类。磷脂是除三酰甘油外，在体内含量较多的脂类，在脑、神经和肝脏中含量最高。常见的有卵磷脂、脑磷脂、肌醇磷脂等。

磷脂的主要生理功能如下：①磷脂是细胞膜的构成成分，帮助脂类或脂溶性物质如脂溶性维生素、激素等顺利通过细胞膜，促进细胞内外的物质交换；②作为乳化剂，可以使体液中的脂肪悬浮在体液中，有利于其吸收、转运和代谢，在食品加工中也被广泛应用，如在人造奶油、蛋黄酱和巧克力生产中磷脂常作为乳化剂；③防止胆固醇在血管内沉积，降低血液的黏度，促进血液循环，同时改善脂肪的吸收和利用，因此可以预防心血管疾病；④食物中的磷脂被机体消化吸收后释放出胆碱，进而合成神经递质乙酰胆碱，故磷脂可以促进和改善神经系统功能；⑤参与脑和神经组织的构成，磷脂约占脑组织干重的25%。胆固醇作为神经纤维的重要绝缘体富含于神经髓鞘中。

磷脂缺乏时会造成细胞膜结构受损，出现毛细血管脆性增加及通透性增高，而皮肤细胞对水的通透性增高易引起水代谢紊乱，出现皮疹。此外，还可以造成脂肪代谢紊乱，引起脂肪肝、动脉粥样硬化等。

（三）固醇类

固醇类是一类脂类化合物，广泛存在于动植物食品中，最重要的是胆固醇，它是细胞膜的重要成分，也是人体内许多重要活性物质的合成材料，如胆汁、性激素（如睾酮）、肾上腺素（如皮质醇）等，还可在体内转变成 7-脱氢胆固醇，经紫外线照射转变成维生素 D_3。体内合成胆固醇最旺盛的组织是肝脏和肠壁细胞，人体内 90% 的胆固醇存在于细胞之中。

人体内胆固醇的来源：①内源性，主要在肝脏和小肠细胞内合成；②外源性，来源于动物性食物，如脑、内脏和蛋黄等。膳食中摄入胆固醇增多时，其吸收率下降，体内合成也减少。人体内胆固醇含量的高低取决于肝脏的代谢功能，每天摄入的胆固醇只有将近 8% 被机体直接利用，体内其余的胆固醇则是内源性合成所得。胆固醇在体内合成的主要原料是糖类和脂肪等分解产生的乙酰辅酶 A。故防止体内胆固醇含量过高，控制能量平衡要比限制胆固醇摄入更为重要。另外，饱和脂肪酸有升高胆固醇的作用，限制饱和脂肪酸的摄入量要比仅仅限制胆固醇摄入效果好。

二、必需脂肪酸

人体必需,自身不能合成,需要从食物中获得的脂肪酸称为必需脂肪酸(essential fatty acid,EFA),主要包括 n-6 系列中的亚油酸和 n-3 系列中的 α-亚麻酸。

必需脂肪酸具有重要的生理功能:①必需脂肪酸是细胞膜和线粒体膜的构成成分,对维护毛细血管正常结构,防止血管脆性增加,保护皮肤正常结构和功能十分重要;②参与磷脂、前列腺素合成,降低血小板黏附性,减少血栓形成;③促进胆固醇正常代谢,预防动脉粥样硬化。婴幼儿若缺乏必需脂肪酸,皮肤可发生湿疹样改变。

三、食物中脂类营养价值的评价

1. 必需脂肪酸含量　脂肪中必需脂肪酸的含量越多,其营养价值越高。一般认为,植物油中必需脂肪酸含量较多,动物油中含量较少,见表 2-4。

2. 脂肪的消化率　脂肪的消化率与其熔点有关,含不饱和脂肪酸和短链脂肪酸越多的脂肪,熔点越低,越容易消化。一般植物油的熔点低于动物油,故植物油的消化率高于动物油,见表 2-5。

表 2-4　几种常见食物中亚油酸的含量

名称	亚油酸含量(%)	名称	亚油酸含量(%)
豆油	52.2	奶油	4.2
芝麻油	43.7	猪油	8.9
花生油	37.6	羊油	2.9
葵花籽油	63.2	牛油	1.9
菜籽油	16.3	椰子油	6.0～10.0

表 2-5　常见油脂的消化率

名称	消化率(%)	名称	消化率(%)
花生油	98.3	奶油	97.0
芝麻油	98.0	鸡油	96.7
玉米油	96.9	鱼油	95.2
大豆油	97.5	猪油	97.0

注:食物中亚油酸的含量相当于食物中脂肪酸重量的百分比

3. 脂溶性维生素的含量　一般脂溶性维生素含量越高的脂肪,营养价值也越高,牛奶、动物肝脏和鱼肝油中富含维生素 A、维生素 D;植物油中富含维生素 E,如麦胚油中含量较为丰富;动物性脂肪中几乎不含有脂溶性维生素。

四、脂类参考摄入量与食物来源

1. 参考摄入量　《中国居民膳食营养素参考摄入量》推荐成人膳食脂肪摄入量占总能量为 20%～30%;成年人亚油酸的适宜摄入量占总能量的 4%,α-亚麻酸的适宜摄入量占总能量的 0.6%(附录 1)。

2. 食物来源　①动物的脂肪组织和肉类,如肥肉、猪油、牛油、羊油、鱼油、奶油等,此类脂肪饱和脂肪酸含量较多,必需脂肪酸含量较少(鱼油除外),几乎不含维生素,故营养价值较低;②植物的种子及坚果,如菜籽油、油茶籽油、芝麻油、大豆油、花生油、玉米油等,此类油在常温下呈液态,含不饱和脂肪酸较多(椰子油除外),是必需脂肪酸的良好来源。此外,鱼类脂肪含 EPA(二十碳五烯酸)、DHA(二十二碳六烯酸)较多,蛋黄、动物肝脏、大豆、麦胚和花生含磷脂较多,动物脑、肝、肾等内脏和蛋黄中胆固醇含量较多。

第3节 碳水化合物

碳水化合物（carbohydrate）又称糖类，是提供能量的重要营养素，是糖（包括单糖和双糖）、寡糖、多糖的总称。糖类是由碳、氢、氧三种元素组成的一大类化合物，是由绿色植物通过光合作用，将自然界的水、空气和二氧化碳合成而来。糖类不仅是人类最主要、最经济、最安全的能量来源，也是人类生命与健康所必需的最基本、最重要的物质。

一、碳水化合物的分类

（一）糖（包括单糖和双糖）

1. 单糖　单糖是指含有 3～6 个碳原子的多羟基醛或多羟基酮，一般条件下不能再直接水解为更小分子的碳水化合物，包括葡萄糖、果糖、核糖和脱氧核糖等。

（1）葡萄糖　葡萄糖是最常见、最主要的单糖，以游离形式存在于水果、蜂蜜中。葡萄糖有 D 型和 L 型，人体只能代谢 D 型，不能利用 L 型，因此 L 型葡萄糖可作为甜味剂增加食品的甜味，而不能作为能源提供能量。葡萄糖是构成各种糖类的基本单位，也是体内主要以游离形式存在的单糖。

（2）果糖　在糖类中最甜，以游离形式主要存在于水果、蜂蜜中，是饮料、冷冻食品、糖果蜜饯生产的重要原料。果糖吸收后，经肝脏转变成葡萄糖被人体利用，也有一部分转变为糖原、乳酸和脂肪。果糖吸收比葡萄糖慢，但利用比葡萄糖快，对血糖影响小，相对不易引起血糖升高。

（3）核糖和脱氧核糖　核糖是五碳糖，一般常见的为 D-核糖，是 RNA 的组成物质之一；脱氧核糖是一种存在于一切细胞内的戊糖衍生物，它是脱氧核糖核酸的一个组成成分。

2. 双糖　双糖是由两个相同或不相同的单糖分子上的羟基缩合脱水生成的糖苷。自然界最常见的二糖是蔗糖及乳糖。此外还有麦芽糖、海藻糖、异麦芽糖、纤维二糖、壳二糖等。

（1）蔗糖　由一分子葡萄糖和一分子果糖以 α-糖苷键连接而成，几乎存在于所有植物中。尤其在甘蔗、甜菜中含量最为丰富。日常所用的白砂糖即蔗糖，主要是从甘蔗和甜菜中提取。

（2）麦芽糖　由两分子葡萄糖以 α-糖苷键连接而成，主要存在于发芽的谷粒中，尤其是麦芽中。在制糖、制酒工业中被大量使用。

（3）乳糖　由一分子葡萄糖和一分子半乳糖以 β-糖苷键连接而成，主要存在于奶及奶制品中。乳糖约占鲜奶的 5%，占奶类总能量的 30%～50%。

（4）海藻糖　由两分子葡萄糖缩合而成，除海藻外，广泛存在于真菌和细菌中，如食用蘑菇等。

（二）寡糖

寡糖又称为低聚糖，是指由 3～9 个单糖构成的碳水化合物。比较重要的寡糖是存在于豆类食品中的棉籽糖和水苏糖，它们不能被人体消化酶水解，但在结肠中可被肠道细菌分解产气，故大量食用豆类食品易引起腹部胀气，因此必须进行适当加工以减少其不良影响。寡糖可被肠道双歧杆菌利用并促进其增殖，从而起到保护肠道免受感染的作用。寡糖在肠道的发酵产物如短链脂肪酸能预防和治疗结肠炎症、结肠肿瘤。

（三）多糖

多糖是由 10 个及以上单糖组成的大分子糖，包括淀粉和非淀粉多糖。

1. 淀粉　淀粉是由许多葡萄糖分子通过 α-糖苷键连接而成的一类多糖。淀粉主要储存在植物细胞中，尤其富含于谷类、薯类、豆类食物中，是人类碳水化合物的主要食物来源，也是最丰富、最廉价的产能营养素。根据其结构可分为直链淀粉和支链淀粉：①直链淀粉不溶于水，易使食物"老化"，形成难消化的抗性淀粉，故血糖升高的幅度小（血糖生成指数低）；②支链淀粉容易吸收水分，吸水后膨胀成糊状（糊化），消化率提高，故血糖升高的幅度大（血糖生成指数高），糯性粮食如糯米、糯玉米、糯高粱等含支链淀粉多，见表2-6。

表 2-6　不同食物的血糖生成指数

血糖生成指数（%）	食物
75～	裸燕麦（莜麦）
80～	燕麦、荞麦、玉米面∶黄豆面（2∶1）、玉米面∶黄豆面∶面粉（2∶2∶1）
85～	玉米面、玉米糁∶菜豆（芸豆）（7∶3）、绿豆∶粳米∶海带（2∶7∶1）
90～	籼米、小米、标准面粉、高粱米、绿豆∶粳米（1∶3）
95～	粳米、甘薯、糯米

链接

血糖生成指数

血糖生成指数（glycemic index，GI）是指进食含50g碳水化合物的食物后，2～3h内的血糖曲线下面积相比空腹时的增幅除以进食50g葡萄糖后的相应增幅。通常定义GI＞70%为高血糖指数食物，GI＜55%为低血糖指数食物，GI在55%～70%中血糖指数食物。从临床治疗糖尿病的角度来看，知道不同食物中碳水化合物对血糖的反应，可以选择最佳的碳水化合物为食。例如，在常用主食中，面食的GI和吸收率比米饭低，而粗粮和豆类又低于米面，糖尿病患者应多选用GI低的食物。

2. 糖原　糖原又称动物淀粉，是一种广泛分布于哺乳类及其他动物肝、肌肉等组织的、多分散性的高度分支的葡聚糖，用于贮藏能量。肝糖原可用于维持正常的血糖水平，肌糖原可提供运动所需的能量。由于具有水溶性和多分支的特点，糖原在体内可迅速分解提供能量。糖原在贝类软体动物中含量最多，其他食物中含量较少。

3. 膳食纤维　膳食纤维主要包括纤维素、木质素、抗性低聚糖、果胶、抗性淀粉等，以及其他不可消化的碳水化合物。

二、碳水化合物的主要生理功能

（一）碳水化合物的一般生理功能

1. 构成机体组织的重要成分　结缔组织中的黏蛋白、细胞膜的糖蛋白、神经组织中的糖脂，遗传物质 RNA 和 DNA，其结构中都有糖类的参与。

2. 储存和提供热能　1g 碳水化合物在体内充分氧化可提供 17kJ（4kcal）能量。糖原是肌肉和肝脏内碳水化合物的储存形式，肝脏约储存机体内 1/3 的糖原，肝糖原可分解成葡萄糖进入血液供给机体组织，尤其是脑、神经和红细胞对能量的需要，所以在低血糖时，大脑和神经系统的功能降低会比较明显。肌糖原只供给肌肉自身能量需要。体内的糖原储存只能维持数小时，必须从膳食中不断得到补充。母体内合成的乳糖是乳汁中主要的碳水化合物。

3. 节约蛋白质作用　当体内碳水化合物供给充足时，蛋白质可执行其特有的生理功能而避免被作为能量消耗。当碳水化合物缺乏时，就要动用体内的蛋白质，甚至是器官（如肌肉、肝、肾、心脏）中的蛋白质，长时间持续此状态，就会对机体及器官造成损害。节食减肥的危害性也与此有关。

4. 抗生酮作用　脂肪在体内代谢需要葡萄糖协同作用。若碳水化合物不足，脂肪酸不能彻底氧化而产生酮体，过多的酮体可引起酮血症。体内有充足的碳水化合物，就有抗生酮作用。人体每天至少需要摄入 50～100g 碳水化合物才能防止酮血症的产生。

5. 改变食物的色、香、味、形 利用碳水化合物的各种性质，可加工出色、香、味、形各异的多种食品，而食糖的甜味更是食品烹调加工中不可缺少的原料。

6. 调节血糖 糖原既可供能又可储能，在体内根据血糖的需要随时调整，使血糖维持在正常范围之内。

7. 提供膳食纤维 膳食纤维属于食物中不能被消化吸收的多糖。

（二）膳食纤维的生理功能

膳食纤维（dietary fiber）是植物性食物中含有，不能被人体小肠消化吸收，对人体有健康意义的碳水化合物，包括纤维素、半纤维素、果胶、菊粉等，还包括木质素等其他一些成分。膳食纤维的主要生理功能如下所述。

1. 增强肠道功能、有利粪便排出 膳食纤维可促进肠蠕动，缩短粪便在肠道的停留时间，增加排便量，预防肠道疾病和肿瘤的发生。

2. 降低血脂和血胆固醇 大多数膳食纤维由于其纤维的吸附性，可在肠道吸收过多的脂肪与胆固醇，减少机体吸收。降低血脂和血胆固醇，对防治心脑血管疾病和胆石症有良好作用。

3. 降低餐后血糖 可溶性纤维可吸附食物中的单糖和双糖，降低其吸收速度，因此可降低餐后血糖升高的幅度，降低血清中的胰岛素水平，有利于糖尿病的治疗。

4. 降低血压 淀粉、蛋白质和脂肪等可快速分解成小分子物质进入血液，导致人体血压升高，而膳食纤维可以与这些小分子物质进行结合，从而延缓血压的快速增高。同时膳食纤维还可以减少无机盐的吸收，对于高血压人群有较好的缓解血压快速上升的作用。

5. 控制体重 膳食纤维可以减缓食物从胃进入肠道的速度，由于其吸水后膨胀的特性，可以产生饱腹感，因而可减少热能的摄入，达到控制体重和减肥的目的。

6. 对抗有害物质 膳食纤维可以吸附重金属及多环芳烃类等多种致癌物质，减少有害物质的吸收，预防癌症。

7. 维持肠道正常菌群 减少有害菌在肠道中的比例，有利于益生菌的生长。

膳食纤维是人体健康必不可少的重要营养素，但过多摄入膳食纤维对人体健康有一定的副作用。例如，膳食纤维会影响蛋白质及其他营养物质在体内的消化和吸收，引起腹部不适感，增加肠道蠕动和产气量，会降低营养素的吸收。

三、碳水化合物的参考摄入量与食物来源

1. 参考摄入量 《中国居民膳食营养素参考摄入量》建议碳水化合物摄入量以占总能量的 50%～65%为宜，纯糖所供热能不超过总热能的 10%，详见附录 1。另外，成人膳食纤维适宜摄入量为 25～30g/d。

2. 食物来源 碳水化合物的主要来源是谷类、豆类、薯类，还有各种食糖，如蔗糖、乳糖、果糖等。但各种食糖除供热能外，几乎不含其他营养素，营养价值远不如谷类、豆类和薯类。膳食纤维广泛存在于植物性食物中，如谷类、薯类、豆类、蔬菜水果类，动物性食物不含膳食纤维，加工过于精细的谷类食物中的膳食纤维含量也很少。

第4节 能 量

人体为维持生命代谢和从事体力活动，每天都需要一定的热能。所需能量主要来自食物中的三大产热营养素：蛋白质、脂肪和碳水化合物。除此之外，乙醇也能提供较高的能量。人若长期能量摄入不足，则会导致饮食性的营养不良，甚至死亡；如长期能量摄入过多，易造成能量的蓄积，导致肥胖等一系列

慢性病发病的危险。因此，保持能量平衡，维持理想体重对保障身体健康有特殊的意义。

一、能量单位与能量系数

国际上通用的能量单位是焦耳（J），我国习惯使用卡（cal）或千卡（kcal）表示。目前营养学上常用千焦耳（kJ）或兆焦耳（MJ）作为能量单位，其换算方法如下。

1 千卡（kcal）=4.184 千焦耳（kJ）

1 千焦耳（kJ）=0.239 千卡（kcal）

1 兆焦耳（MJ）=239 千卡（kcal）

1000 千卡（kcal）=4.184 兆焦耳（MJ）

能量系数（energy coefficient）是每克产能营养素在体内氧化时所产生的能量。碳水化合物、脂肪、蛋白质的能量系数分别为 17kJ（4kcal）、37kJ（9kcal）和 17kJ（4kcal）。

二、人体的能量消耗

总能量消耗（total energy expenditure，TEE）即 24h 消耗的总能量，包括基础代谢、体力活动、食物热效应、生长发育、妊娠营养储备、孕妇泌乳等所消耗的能量。人体总能量消耗主要用于基础代谢、体力活动、食物热效应、生长发育和新组织增加四个方面。

（一）基础代谢

1. 基础代谢的概念　基础代谢是维持人体基本生命活动所需的最低能量消耗，是人体能量消耗的主要部分，占人体总能量消耗的 60%～70%。基础代谢水平用基础代谢率来表示，基础代谢率（basal metabolism rate，BMR）是人体处于基础代谢状态下，每小时每千克体重（或每小时每平方米体表面积）的能量消耗。基础代谢常用的单位为 kJ/（kg·h）、kcal/（kg·h）或 kJ（m^2·h）、kcal/（m^2·h）。

2. 基础代谢的影响因素

（1）年龄　婴儿和青少年基础代谢相对较高，成年后基础代谢随年龄增长而下降，30 岁以后每 10 年约降低 2%，更年期后下降较多，能量消耗减少。

（2）体型、体表面积和机体构成　不同体型的体表面积不同。在体重相同的情况下，身高越高，体表面积越大，向外界散发的热量越多。因此，瘦高体型者比矮胖体型者基础代谢要高。人体瘦组织（包括肌肉、心脏、肝脏和肾脏等）消耗的能量占基础代谢的 70%～80%，瘦体重（去脂体重）大、肌肉发达者，基础代谢水平高。

（3）性别　在年龄、体表面积相同的情况下，男性基础代谢水平比女性高 5%～10%，可能与女性体成分中瘦体重所占的比例低于男性有关。妇女在孕期因子宫、乳房、胎盘、胎儿生长发育的需求，基础代谢水平增高。

（4）内分泌　内分泌异常会影响基础代谢率，如甲状腺素可以使基础代谢率增高，去甲肾上腺素可以使基础代谢率降低。

（5）其他　高温、寒冷、大量摄食、体力过度消耗及精神紧张都可增加基础代谢水平，而禁食、饥饿或少食则可使基础代谢水平降低。

3. 基础能量消耗（basal energy expenditure，BEE）的计算　24h 基础代谢消耗的能量，以 kJ/d 或 kcal/d 表示。

（1）用体表面积计算　公式如下

$$体表面积（m^2）=0.006×身高（cm）+0.0126×体重（kg）-0.1603$$

根据计算的体表面积及年龄、性别查表 2-7，即可计算出 24h 基础代谢消耗的能量。

年龄（岁）	男	女	年龄（岁）	男	女
	kJ/m² （kcal/m²）	kJ/m² （kcal/m²）		kJ/m² （kcal/m²）	kJ/m² （kcal/m²）
1～	221.8（53.0）	221.8（53.0）	30～	154.0（36.8）	146.9（35.1）
3～	214.6（51.3）	214.2（51.2）	35～	152.7（36.5）	146.4（35.0）
5～	206.3（49.3）	202.5（48.4）	40～	151.9（36.3）	146.0（34.9）
7～	197.9（47.3）	200.0（47.8）	45～	151.5（36.2）	144.3（34.5）
9～	189.1（45.2）	179.1（42.8）	50～	149.8（35.8）	139.7（33.4）
11～	179.9（43.0）	175.7（42.0）	55～	148.1（35.4）	139.3（33.3）
13～	177.0（42.3）	168.6（40.3）	60～	146.0（34.8）	136.8（32.7）
15～	174.9（41.8）	158.8（37.9）	65～	143.9（34.4）	134.7（32.2）
17～	170.7（40.8）	151.9（36.3）	70～	141.4（33.8）	132.6（31.7）
19～	164.0（39.2）	148.5（35.5）	75～	138.9（33.2）	131.0（31.3）
20～	161.5（38.6）	147.7（35.3）	80～	138.1（33.0）	129.3（30.9）
25～	156.9（37.5）	147.3（35.2）			

表 2-7　人体每小时基础代谢率

（2）直接计算法　在临床或现场实际工作中，可根据被测者身高、体重和年龄直接用以下公式计算 24h 基础能量消耗。

$$男\ BEE（kcal/d）=66+13.7×体重（kg）+5.0×身高（cm）-6.8×年龄$$
$$女\ BEE（kcal/d）=65.5+9.5×体重（kg）+1.8×身高（cm）-4.7×年龄$$

（3）根据体重计算　中国营养学会建议将 18～59 岁人群按照表 2-8 中公式计算的结果减去 5% 作为该人群基础代谢能量消耗参考值。

表 2-8　按体重计算基础能量消耗的公式

年龄（岁）	男		女	
	kcal/d	MJ/d	kcal/d	MJ/d
18～30	15.057W+692.2	0.0629W+2.89	14.818W+486.6	0.0619W+2.03
30～60	11.472W+873.1	0.0479W+3.65	8.126W+845.6	0.0340W+3.53
>60	11.711W+587.7	0.0490W+2.457	9.082W+658.5	0.0379W+2.753

注：W 为体重（kg）；1kcal=4.184kJ

（二）体力活动

除基础代谢外，体力活动也是人体能量消耗的重要部分，占人体总能量消耗的 15%～30%。肌肉越发达者，活动时消耗能量越多；体重越重者，做相同的运动所消耗的能量也越多；劳动强度越大，持续活动时间越长，工作越不熟练，消耗能量就越多。其中以劳动强度对能量代谢的影响最为显著，我国现行的体力活动强度分级标准见表 2-9。

表 2-9　中国营养学会建议的中国成年人身体活动水平分级

劳动强度	PAL	生活方式	从事的职业或人群
轻度	1.5	静态生活方式/坐位工作，很少或没有重体力的休闲活动；静态生活方式/坐位工作，有时需要走动或站立，但很少有重体力的休闲活动	办公室职员或精密仪器机械师；实验室助理、司机、学生、装配线工人

续表

劳动强度	PAL	生活方式	从事的职业或人群
中度	1.75	主要是站着或走着工作	家庭主妇、销售人员、侍应生、机械师、交易员
重度	2.0（+0.3）	重体力职业工作或重体力休闲活动方式；体育运动量较大或重体力休闲活动次数多且持续时间较长	建筑工人、农民、林业工人、矿工；运动员

注：PAL 指身体活动水平，英文全称是 physical activity level，PAL=TEE/BEE

（三）食物热效应

食物热效应又称食物特殊动力作用（specific dynamic action，SDA），是人在摄食，对营养素进行消化、吸收、代谢过程中所引起的能量额外消耗现象。碳水化合物、脂肪、蛋白质的食物热效应分别为其产能量的 5%～10%、0%～5%、20%～30%。食物热效应与进食量、进食频率也有关，吃得越多，热消耗也越多；吃得快者比吃得慢者食物热效应高。

（四）生长发育和新组织增加

婴幼儿、儿童、青少年和孕妇、乳母及恢复期的患者每日所需的能量除了用于基础代谢、体力活动和食物热效应之外，还需要额外增加。

三、能量的参考摄入量

正常情况下，人体每天摄入的热能与消耗的热能应基本保持平衡，长期摄入不足和摄入过多都会引起人体体重的改变从而引起相应的危害。

根据我国人民以植物性食物为主、动物性食物为辅的饮食习惯，《中国居民膳食营养素参考摄入量》推荐三大产热营养素占总热能百分比分别为蛋白质 10%～15%，脂肪 20%～30%，糖类 50%～65%。同时按不同性别、年龄、生理状况及劳动强度制定了具体的推荐摄入量，详见附录 1。

目前，我国居民的生活水平有了很大的提高，饮食结构也随之发生了变化，膳食中粮谷类食物摄入量逐年下降，动物性食品和油脂摄入过多导致的营养过剩现象正在取代以往的营养缺乏病而严重威胁人们的健康，应引起人们的重视。

第5节 维 生 素

一、概 述

维生素（vitamin）是人体必需的一类微量营养素，是维持人体正常生理功能所必需的一类微量有机物质，分为脂溶性维生素和水溶性维生素两类。前者包括维生素 A、维生素 D、维生素 E、维生素 K，后者有 B 族维生素和维生素 C。人和动物缺乏维生素时不能正常生长，易发生营养性缺乏病。

（一）维生素的性质

维生素的种类很多，化学结构各不相同，生理功能各异，但它们都具有以下共同特点。

1. 它们一般都是以其本体形式或可被机体利用的前体形式存在于天然食物中。

2. 大多数维生素不能在体内合成，也不能大量储存于组织中，所以必须由食物供给。即使有些维生素（如维生素 K、生物素）能由肠道细菌合成一部分，但也不能替代从食物中获得这些维生素。

3. 它们不是构成机体组织的原料，也不提供能量。

4. 虽然每日生理需要量（仅以 mg 或 μg 计）很少，但在调节物质代谢过程中却起着十分重要的作用。

5. 维生素常以辅酶或辅基的形式参与酶的功能。

6. 不少维生素包含几种结构相近、生物活性相同的化合物，如维生素 A_1 与维生素 A_2、维生素 D_2 与维生素 D_3、吡哆醇、吡哆醛、吡哆胺等。

（二）维生素的命名

维生素的命名可以按发现的顺序命名，也可以按化学结构或功能命名，见表 2-10。

表 2-10　维生素的命名

以发现的顺序命名	以化学结构或功能命名
维生素 A	视黄醇，抗眼干燥症因子
维生素 D	钙化醇，抗佝偻病因子
维生素 E	生育酚
维生素 K	叶绿基甲萘醌，凝血维生素
维生素 B_1	硫胺素，抗脚气病因子、抗神经炎素
维生素 B_2	核黄素
维生素 B_3	烟酸、尼克酸、维生素 PP，抗癞皮病因子
维生素 B_5	泛酸、遍多酸
维生素 B_6	吡哆醇、吡哆醛、吡哆胺
维生素 B_7	生物素，辅酶 R，维生素 H
维生素 B_9	叶酸，蝶酰谷氨酸，维生素 M
维生素 B_{12}	钴胺素，抗恶性贫血病因子
维生素 C	抗坏血酸

（三）维生素的分类

根据维生素的溶解性，可将其分为两大类，即脂溶性维生素和水溶性维生素。

1. 脂溶性维生素　脂溶性维生素是溶于有机溶剂而不溶于水的一类维生素，包括维生素 A、维生素 D、维生素 E 及维生素 K。它们不溶于水而溶于脂肪及有机溶剂（如苯、乙醚及氯仿等）中；在食物中它们常与脂类共存；其吸收与肠道中的脂类密切相关；易储存于体内（主要在肝脏中），而不易排出体外（维生素 K 除外）；如摄取过多，蓄积于体内可引起中毒；如长期摄入过少，可缓慢地出现缺乏症状。

2. 水溶性维生素　水溶性维生素是能在水中溶解的一类维生素，包括 B 族维生素和维生素 C。水溶性维生素可溶于水，其代谢产物较易自尿中排出，体内没有非功能性的单纯储存形式。当机体中维生素饱和后，摄入过多的维生素将从尿中排出；反之，若组织中的维生素枯竭，则摄入的维生素将大量被组织利用，而从尿中排出的维生素将减少。水溶性维生素一般无毒性，但过量摄入时也可能出现毒性；如摄入过少，可较快地出现缺乏症状。

二、维生素 A

（一）维生素 A 的理化性质

维生素 A，又称视黄醇，是紫罗酮衍生物的总称。它是一种脂溶性维生素，有维生素 A_1 及维生素 A_2 两种，为某些代谢过程，特别是视觉的生化过程所必需。它包括已形成的维生素 A 和维生素 A 原及其代谢产物。机体内的维生素A活性形式有三种，包括视黄醇、视黄醛、视黄酸。

在植物中不含已形成的维生素A，某些黄色、绿色、红色植物中含有类胡萝卜素，其中一部分可在体内转变成视黄醇和视黄醛的类胡萝卜素称为维生素A原，如α-胡萝卜素、β-胡萝卜素、β-隐黄素、γ-胡萝卜素等。目前已经发现的类胡萝卜素有700余种，约有十分之一是维生素A原，其中β-胡萝卜素最重要，它常与叶绿素并存。还有一些类胡萝卜素，如玉米黄素、辣椒红素、叶黄素和番茄红素，它们不能转化成维生素A。

维生素A和类胡萝卜素都对酸、碱和热稳定，一般烹调加工不易被破坏，但易被氧化和受紫外线破坏。当食物中含有磷脂、维生素E、维生素C和其他抗氧化剂时，视黄醇和胡萝卜素较为稳定。脂肪酸败可引起维生素A的严重破坏。

（二）维生素A的吸收与代谢

食物中已形成的维生素A大都以视黄基酯的形式存在。视黄基酯和维生素A原（类胡萝卜素）经胃内的蛋白酶水解后从食物中释出，在小肠中胆汁、胰脂酶、肠脂酶的共同作用下，释放出的视黄醇、类胡萝卜素被小肠绒毛上皮细胞吸收。

血液中维生素A的主要形式是全视黄醇结合蛋白，它是全反式视黄醇和视黄醇结合蛋白以1：1比例结合的复合体。视黄醇结合蛋白参与体内维生素A的运转、生物转化，防止维生素A被氧化。

视黄醇在机体内被氧化成视黄醛后，再进一步氧化成视黄酸。视黄醇和视黄醛存在于食物和机体内，具有同样的生物活性。9-顺式视黄醛及11-顺式视黄醛是机体内主要的生物活性形式。

维生素A主要以棕榈酸视黄酯的形式储存于肝星状细胞和肝主细胞。营养良好者肝中可储存维生素A总量的90%以上，肾脏中维生素A储存量约为肝脏的1%，眼色素上皮中也储存有少量维生素A。

（三）维生素A的生理功能

1. 维持正常的视觉　眼的光感受器是视网膜中的杆状细胞和锥状细胞，这两种细胞都存在感光色素，即感受弱光的视紫红质和感受强光的视紫蓝质。视紫红质与视紫蓝质都是由视蛋白与视黄醛所构成的。视紫红质经光照射后，11-顺式视黄醛异构成反式视黄醛，并与视蛋白分离而失色，此过程称"漂白"。若人进入暗处，因视紫红质消失，故不能见物。分离后的视黄醛被还原为全反式视黄醛，进一步转变为反式视黄酯（或异构为顺式）并储存于色素上皮中。视网膜中的视黄酯水解酶，将视黄酯转变为反式视黄醇，经氧化和异构化，形成11-顺式视黄醛。再与蛋白重新结合为视紫红质，恢复对弱光的敏感性，从而能在一定照度的暗处看见物体，此过程称暗适应。若维生素A充足，则视紫红质的再生速度快而完全，暗适应恢复时间短；若维生素A不足，则视紫红质再生速度慢而不完全，暗适应恢复时间延长，严重时可产生夜盲症。

2. 维持上皮细胞的正常生长与分化　维生素A在维持上皮的正常生长与分化中起重要作用，其中9-顺式视黄酸和全反式视黄酸在细胞分化中的作用尤为重要。

3. 抑癌作用　维生素A有抑癌、防癌的作用，可能与其促进上皮细胞的正常分化、抗氧化作用有关。许多膳食流行病学和血清流行病学研究表明，高维生素A和β-胡萝卜素摄入者患肺癌等上皮癌症的危险性减少。

4. 维持机体正常免疫功能　维生素A通过调节细胞免疫和体液免疫提高免疫功能，可能与增强巨噬细胞和自然杀伤细胞的活力及改变淋巴细胞的生长或分化有关。此外，维生素A可保持上皮细胞完整性，促进上皮细胞的分化，有利于抵抗外来致病因子。

（四）维生素A的缺乏与过量

维生素A缺乏最早的症状是暗适应能力下降，严重者可导致夜盲症，会影响某些职业人群如驾驶员、雷达操作员等夜晚在野外或微弱光线下的操作能力。维生素A持续缺乏，尤其是营养不良的婴幼儿，可导致眼干燥症（干眼病），进一步发展可导致失明。儿童维生素 A 缺乏最重要的体征是结膜干燥症，又称比托斑（Bitot's spot），为贴近角膜两侧和结膜外侧因干燥而出现皱褶，角膜上皮堆积，形成大小不等的形状似泡沫的白斑。

维生素 A 缺乏除了引起眼部症状外，还会引起机体不同组织上皮干燥、增生及角化，以致出现各种症状。例如，皮脂腺及汗腺角化，出现皮肤干燥，在毛囊周围角化过度，发生毛囊丘疹与毛发脱落；呼吸、消化、泌尿、生殖上皮细胞角化变性，破坏其完整性，容易遭受细菌侵入，引起感染。

维生素 A 缺乏还可影响抗体的生成从而使机体抵抗力下降，特别是儿童、老年人容易引起呼吸道炎症，严重时可引起死亡。缺乏维生素 A 的儿童生长停滞、发育迟缓、骨骼发育不良，缺乏维生素 A 的孕妇所生的新生儿体重较轻。

过量摄入维生素 A 可引起急性、慢性和致畸毒性。慢性中毒比急性中毒常见，维生素 A 摄入剂量为 RNI 10 倍以上时可发生。孕妇在妊娠早期每天摄入大剂量维生素 A 易娩出畸形儿。摄入普通食物一般不会引起维生素 A 过多，绝大多数是过多摄入维生素 A 浓缩制剂引起。大量摄入类胡萝卜素一般不会引起毒性作用。

（五）维生素 A 的参考摄入量与食物来源

《中国居民膳食营养素参考摄入量》推荐的我国成年男性、女性的维生素 A RNI 分别为 $800\mu gRAE/d$ 和 $700\mu gRAE/d$。维生素 A 最好的来源是各种动物肝脏、鱼肝油、鱼卵、全奶、奶油、禽蛋等；维生素 A 原的良好来源是深色蔬菜和水果，如冬寒菜、菠菜、苜蓿、蕹菜（空心菜）、莴笋叶、芹菜叶、胡萝卜、豌豆苗、红心甘薯、辣椒、芒果、杏及柿子等。除膳食来源之外，维生素 A 补充剂也常使用，使用时应注意用量不要过大，以防止中毒。

> **链接**
>
> ### 视黄醇活性当量
>
> 视黄醇活性当量（retinol activity equivalent，RAE）是指膳食摄入具有视黄醇活性物质的活性之和。视黄醇活性当量（RAE/μg）=膳食或补充剂来源的全反式视黄醇（μg）+1/2 补充剂纯品全反式 β-胡萝卜素（μg）+1/12 膳食全反式 β-胡萝卜素（μg）+ 1/24 其他膳食维生素 A 原类胡萝卜素（μg）。

三、维生素 D

（一）维生素 D 的理化性质

维生素 D 为具有胆钙化醇（维生素 D_3）生物活性的所有类固醇的总称，是一组脂溶性维生素，具有促进钙、磷吸收和利用的作用。以维生素 D_2（麦角钙化醇）及维生素 D_3（胆钙化醇）最为常见。前者是由酵母菌或麦角中的麦角固醇经紫外线照射后的产物，后者是人体从食物摄入或在体内合成的胆固醇经转变为 7-脱氢胆固醇，储存于皮下在紫外线照射后产生，光照启动了一系列复杂的转化过程即生成维生素 D_3。在某些特定条件下，如工作或居住在日照不足、空气污染（阻碍紫外光照射）的地区可影响维生素 D_3 的生成。

维生素 D 是白色晶体，溶于脂肪和脂溶性溶剂，其化学性质比较稳定，在中性和碱性溶液中耐热，不易被氧化，但在酸性溶液中逐渐分解，故通常的烹调加工不会引起维生素 D 的损失，但脂肪酸败可引起维生素 D 破坏。过量辐照，可形成具有毒性的化合物。

（二）维生素 D 的吸收与代谢

在皮肤中，7-脱氢胆固醇经光照转变成维生素 D_3，膳食中的维生素 D_3 在胆汁的作用下，在小肠乳化形成胶团被吸收入血。从膳食和皮肤两条途径获得的维生素 D_3 与血浆中 α 球蛋白结合并被转运至肝脏，在肝内经维生素 D_3-25-羟化酶催化生成 25-OH-D_3，然后再被转运至肾脏，进一步被氧化成 1,25-$(OH)_2$-D_3 和 24,25-$(OH)_2$-D_3；血液中维生素 D 结合蛋白主要携带 1,25-$(OH)_2$-D_3 到达小肠、骨、肾等靶器官中，产生生物学效应，呈现各种生理作用。

维生素 D 主要储存于脂肪组织中，肝脏、大脑、肺、脾，骨和皮肤中也有少量存在。维生素 D 分解代谢主要在肝脏，主要排泄途径是胆汁，它在转化为极性较强的代谢产物并结合葡萄糖苷酸后随同胆汁被排入肠中，在尿中仅排出 2%～4%。

（三）维生素 D 的生理功能

维生素 D 的基本生理功能是维持细胞内、外钙浓度的稳定，调节钙磷代谢，这主要是通过 1,25-$(OH)_2$-D_3 在小肠、肾、骨等靶器官实现的生理功能。

1. 促进小肠钙吸收　转运至小肠组织的 1,25-$(OH)_2$-D_3 先进入黏膜上皮细胞，并在该处诱发一种特异的钙结合蛋白合成。一分子钙结合蛋白可与四个钙离子结合，因此，它可被视为参与钙运输的载体。这种结合蛋白还可增加肠黏膜对钙的通透性，将钙通过黏膜细胞主动转运进入血液循环。

2. 促进肾小管对钙、磷的重吸收　1,25-$(OH)_2$-D_3 对肾脏也有直接作用，能促进肾小管对钙、磷的重吸收，减少丢失。佝偻病患儿的早期表现就是尿磷增高，血浆无机磷酸盐浓度下降，从而影响骨组织的钙化。

3. 对骨细胞呈现多种作用　在血钙降低时，1,25-$(OH)_2$-D_3 将储存在骨组织中的钙和磷动员出来进入血液，还能诱导肝细胞、单核细胞转变为成熟的破骨细胞，破骨细胞一旦成熟，即失去了 1,25-$(OH)_2$-D_3 的核受体，因此不再呈现其生理作用。成骨细胞也有 1,25-$(OH)_2$-D_3 的核受体，体外试验提示 1,25-$(OH)_2$-D_3 能增加碱性磷酸酶的活性及骨钙化基因的表达。

4. 调节基因转录作用　1,25-$(OH)_2$-D_3 可以通过调节基因转录和一种独立信息传导途径来启动生物学效应，已经证明有 30 个具有调节基因转录作用的维生素 D 核受体靶器官，包括肠、肾、骨、胰、垂体、乳房、胎盘、造血组织、皮肤及各种来源的癌细胞等。

5. 通过维生素 D 内分泌系统调节血钙平衡　目前已确认存在维生素 D 内分泌系统，主要调节因子是 1,25-$(OH)_2$-D_3、甲状旁腺激素及血清钙、磷的浓度。1,25-$(OH)_2$-D_3 是受低血钙引起的甲状旁腺激素上升的刺激而产生的，肾脏将 25-OH-D_3 羟化为 24,25-$(OH)_2$-D_3 的过程是受高血钙引起的甲状旁腺激素下降的刺激而产生的。这两种形式的维生素 D_3 与甲状旁腺激素、降钙素在调节钙的代谢上起着重要作用。当血钙降低时，甲状旁腺激素水平升高，1,25-$(OH)_2$-D_3 增多，通过其对小肠、肾、骨等靶器官的作用以增高血钙水平；当血钙过高时，甲状旁腺激素水平下降，降钙素产生增加，尿中钙、磷的排出量增加。

（四）维生素 D 的缺乏与过量

维生素 D 缺乏导致肠道吸收钙和磷减少，肾小管对钙和磷吸收减少，影响骨钙化，造成骨骼和牙齿的钙化异常。婴儿缺乏维生素 D 可导致佝偻病；成人，尤其是孕妇、乳母缺乏维生素 D 可发生骨质软化症；老年人缺乏维生素 D，可导致骨质疏松症。

1. 佝偻病　维生素 D 缺乏时，由于骨骼不能正常钙化，易引起骨骼变软和弯曲变形。如幼儿刚学会走路时，身体重量使下肢骨骼弯曲，形成 X 或 O 形腿，胸骨外凸（"鸡胸"）。肋骨与肋软骨连接处形成"肋骨串珠"。囟门闭合延迟、骨盆变窄和脊柱弯曲。由于腹部肌肉发育不好，易使腹部膨出。牙齿方面，出牙推迟；恒牙稀疏、凹陷；容易发生龋齿。佝偻病发病率北方高于南方，与婴幼儿日照不足有关。

2. 骨质软化症　成人，尤其是孕妇、乳母在缺乏维生素 D 和钙、磷时容易发生骨质软化症，主要表现为骨质软化、变形，其中孕妇骨盆变形可致难产。

3. 骨质疏松症　老年人由于肝肾功能降低，胃肠吸收欠佳，户外活动减少，故体内维生素 D 水平常常低于年轻人。骨质疏松症及其引起的骨折是威胁老年人健康的主要疾病之一。

4. 手足搐搦 当缺乏维生素 D、钙吸收不足、甲状旁腺功能失调或其他原因造成血清钙水平降低时可引起手足痉挛症，表现为肌肉痉挛、小腿抽筋、惊厥等。

一般认为，由膳食提供的维生素 D 不会引起中毒，但摄入过量的维生素 D 补充剂和强化维生素 D 的乳制品可引起中毒。长期每天摄入 25μg 的维生素 D 可引起中毒。

（五）维生素 D 的参考摄入量与食物来源

维生素 D 的供给量必须与钙、磷的供给量一起来考虑。在钙和磷供给量充足的条件下，《中国居民膳食营养素参考摄入量》推荐儿童、少年、孕妇、乳母、成人维生素 D 的 RNI 及 0～1 岁婴儿的适宜摄入量（AI）均为 10μg/d，65 岁以上老年人的 RNI 是 15μg/d。

经常晒太阳是人体廉价获得充足有效维生素 D_3 的最好来源，成年人只要经常接触阳光，在一般膳食条件下不会发生维生素 D 缺乏病。

维生素 D 主要存在于海鱼（如沙丁鱼）、肝脏、蛋黄等动物性食品及鱼肝油制剂中。我国不少地区食用维生素 A、维生素 D 强化牛奶，使维生素 D 缺乏病得到了有效的控制。

四、维生素 E

（一）维生素 E 的理化性质

维生素 E 是指一组脂溶性维生素，包括 α-生育酚、β-生育酚、γ-生育酚、δ-生育酚和 α-三烯生育酚、β-三烯生育酚、γ-三烯生育酚、δ-三烯生育酚，均具有抗氧化活性，其中 α-生育酚活性最强。α-生育酚是黄色油状液体，溶于乙醇、脂肪和脂溶性溶剂，对热及酸稳定，对碱不稳定，对氧十分敏感，油脂酸败会加速维生素 E 的破坏。食物中维生素 E 在一般烹调时损失不大，但油炸时维生素 E 活性明显降低。

（二）维生素 E 的吸收与代谢

生育酚在食物中以游离形式存在，而生育三烯酚则以酯化的形式存在，经胰脂酶和肠黏膜脂酶水解后被吸收，且主要在小肠上部被吸收。在胆汁的作用下，99%的游离生育酚或生育三烯酚与脂类消化产物及载脂蛋白掺入乳糜微粒，经胸导管进入体循环。

在血液中的维生素 E 可从乳糜微粒转移到其他脂蛋白中进行运输。由于生育酚溶解于脂质且由脂蛋白转运，所以血浆生育酚浓度与血浆总脂浓度之间有很强的相关性，但与血浆总胆固醇的相关性较差。因此，有人提出在评价维生素 E 营养状况时（尤其是高脂血症患者），应结合血浆总脂水平考虑。

由于肝脏有迅速更新维生素 E 储存的功能，故维生素 E 在肝脏储存不多。

（三）维生素 E 的生理功能

1. 抗氧化作用 维生素 E 是高效抗氧化剂，在体内保护细胞免受自由基损害。维生素 E 与超氧化物歧化酶（superoxide dismutase，SOD）、谷胱甘肽过氧化物酶（glutathione peroxidase，GSH-Px）一起构成体内抗氧化系统，保护生物膜及其他蛋白质免受自由基攻击。

在非酶抗氧化系统中维生素 E 是重要的抗氧化剂，生育酚分子与自由基发生反应后，可生成生育酚羟自由基，此化合物又可被维生素 C、谷胱甘肽及辅酶 Q 重新还原成生育酚。

2. 预防衰老 随着年龄增长，体内脂褐质（脂褐质俗称老年斑，是细胞内某些成分被氧化分解后的沉积物）不断增加。补充维生素 E 可减少脂褐质形成，改善皮肤弹性，使性腺萎缩减轻，提高免疫能力。因此，维生素 E 在预防衰老中的作用被日益重视。

3. 与动物的生殖功能有关 维生素 E 缺乏时可出现睾丸萎缩及其上皮细胞变性、孕育异常。临床上常用维生素 E 治疗先兆流产和习惯性流产。

4. 调节血小板的黏附力和聚集作用 维生素 E 可抑制磷脂酶 A_2 的活性,减少血小板血栓素 A_2 的释放,从而抑制血小板的聚集。

（四）维生素 E 的缺乏与过量

维生素 E 缺乏在人群中较为少见,但可出现在低体重的早产儿、血 β-脂蛋白缺乏症、脂肪吸收障碍的患者中。多不饱和脂肪酸摄入过多,可发生维生素 E 缺乏。维生素 E 缺乏时,可出现视网膜退变、蜡样质色素积聚、溶血性贫血、肌无力、神经退行性病变、小脑共济失调等。

在脂溶性维生素中,维生素 E 的毒性也相对较小。有证据表明长期每天摄入 600mg 以上的维生素 E,可能出现视物模糊、头痛、极度疲乏、恶心、呕吐等中毒症状。

（五）维生素 E 的参考摄入量与食物来源

《中国居民膳食营养素参考摄入量》推荐成人维生素 E 的适宜摄入量（AI）为 14mg α-TE/d。当膳食能量或多不饱和脂肪酸摄入量增多时,应相应地增加维生素 E 的摄入量,成人膳食能量为 2000～3000kcal 时,维生素 E 的 AI 为 7～11mg α-TE/d；或每摄入 1g 多不饱和脂肪酸,应摄入 0.4mg α-TE 维生素 E。

维生素 E 主要的食物来源:植物油、麦胚、坚果、豆类等；肉类、鱼类、水果及蔬菜中维生素 E 含量甚少,绿叶蔬菜中有一定含量；人体肠道内能合成一部分,所以一般情况下不会发生缺乏。

> **链接**
>
> ### α-生育酚当量（α-TE）
>
> 膳食中具有维生素 E 生物活性物质的总量,以毫克 α-生育酚当量（mg α-TE）表示。计算见式:α-TE（mg）=1×α-生育酚（mg）+0.5×β-生育酚（mg）+0.1×γ-生育酚（mg）+0.02×δ-生育酚（mg）+0.3×α-三烯生育酚（mg）

五、维生素 B_1

（一）维生素 B_1 的理化性质

维生素 B_1 又称硫胺素、抗神经炎素,是 B 族维生素之一,在体内构成丙酮酸脱氢酶、丙酮酸脱羧酶、转酮酶、α-酮戊二酸脱氢酶等的辅酶而发挥作用。维生素 B_1 略带酵母气味,易溶于水,微溶于乙醇。在酸性环境下较稳定,在碱性环境,特别是在加热时加速分解破坏。

（二）维生素 B_1 的吸收与代谢

维生素 B_1 吸收主要在空肠,在低浓度（2μmol/L）时主要靠主动转运系统吸收。在高浓度时可由被动扩散吸收,但效率很低,1 次口服 2.5～5.0mg 时,大部分不能被吸收。吸收后的维生素 B_1 在空肠黏膜细胞内经磷酸化作用转变成焦磷酸酯,在血液中主要以焦磷酸酯的形式由红细胞完成体内转运。

成人体内维生素 B_1 总量为 25～30mg,主要分布在肌肉中,约占 50%,其次为心脏、大脑、肝脏和肾脏中。维生素 B_1 在体内半衰期为 9～18d,如膳食中缺乏维生素 B_1,1～2 周后人体组织中的含量就会下降。

维生素 B_1 在肝脏代谢,代谢产物主要由肾脏随尿排出体外,排出量与摄入量有关。少量由汗液排出。

（三）维生素 B_1 的生理功能

硫胺素焦磷酸是维生素 B_1 主要的辅酶形式,在体内参与两个重要反应,即 α-酮酸的脱羧反应和磷酸戊糖途径的转酮醇反应，在线粒体的生物氧化过程中起关键作用，同时是核酸合成所需的戊糖，以及脂肪和类固醇合成所需 NADPH 的重要来源。由于经氧化脱羧产生的乙酰 CoA 和琥珀酰 CoA 是三大营养素分解代谢的关键环节，同时又是它们合成代谢的联结点，因此，维生素 B_1 严重缺乏可对机体造成广泛损伤。

此外，维生素 B_1 在维持神经、肌肉（尤其是心肌）的正常功能，以及维持正常食欲、胃肠蠕动和消化液分泌方面起着重要的作用。近年来已经证实，维生素 B_1 的此种功能属于非辅酶功能，可能与硫胺素焦磷酸直接激活神经细胞的氯通道，控制神经传导的启动有关。

（四）维生素 B_1 的缺乏与过量

维生素 B_1 缺乏的原因主要是摄入不足、需要量增加及机体吸收或利用障碍。

维生素 B_1 缺乏症又称脚气病，主要损害神经-血管系统，多发生在以精白米面为主食的地区。

摄入过量的维生素 B_1 很容易从肾脏排出，故维生素 B_1 中毒的报道很少见。但是如摄入 RNI 100 倍以上剂量的维生素 B_1，有可能出现头痛、抽搐、衰弱、麻痹、惊厥、心律失常和过敏等。

（五）维生素 B_1 的参考摄入量与食物来源

维生素 B_1 的需要量与能量摄入量有密切关系，目前我国成人维生素 B_1 平均需要量为 0.5mg/1000kcal，孕妇、乳母和老年人较成人高，为 0.5～0.6mg/1000kcal。《中国居民膳食营养素参考摄入量》推荐成人RNI：男性为 1.4mg/d，女性为 1.2mg/d。

维生素 B_1 广泛存在于天然食物中，含量丰富的食物有谷类、豆类及干果类（如葵花子、花生）。动物的内脏（肝、肾、心）、瘦肉、禽蛋中含量也较多。目前膳食中维生素 B_1 主要来自谷类食物，多存在于种子表皮和胚芽中，若米、面碾磨过于精细，可造成维生素 B_1 大量损失。

六、维生素 B_2

（一）维生素 B_2 的理化性质

维生素 B_2 又称核黄素，是 B 族维生素之一，在体内以黄素腺嘌呤二核苷酸（FAD）、黄素单核苷酸（FMN）作为辅基与特定蛋白质结合，形成黄素蛋白，参与体内氧化还原反应和能量代谢。精纯的维生素 B_2 为橙黄色针状结晶，微带苦味。虽然属于水溶性，但在水中溶解度很低，在 27.5℃时，每 100ml仅能溶解 12mg。在酸性溶液中对热稳定，在碱性环境中易于分解破坏。游离型维生素 B_2 对紫外光高度敏感，在酸性条件下可分解为光黄素，在碱性条件下光解为光色素而丧失生物活性。

（二）维生素 B_2 的吸收与代谢

食物中维生素 B_2 绝大多数以辅基 FMN、FAD 形式存在，仅有少量以游离核黄素和黄素酰肽类形式存在。食物中的维生素 B_2 只有在肠道经酶水解后，从复合物中释放出来才能被吸收。维生素 B_2 的吸收依靠主动转运，需要 Na^+ 和 ATP 酶参与。胃酸和胆盐有助于其释放，故是有利于吸收的因素。而抗酸制剂和乙醇可妨碍食物中维生素 B_2 的释放；某些金属离子如 Zn^{2+}、Cu^{2+}、Fe^{2+} 等及咖啡因和茶碱等能与维生素 B_2 或 FMN 形成络合物而降低其生物利用率。

维生素 B_2 在血液中主要通过与白蛋白的松散结合，与免疫球蛋白 IgG、IgM 和 IgA 的紧密结合完成其体内转运。近年来，在多种动物包括牛、鼠、猴和人妊娠期间的血清中，发现一种特殊的核黄素结合蛋白，该载体蛋白可能有利于将维生素 B_2 转运给胎儿，对胎儿的正常发育起着重要作用。

（三）维生素 B_2 的生理功能

维生素 B_2 为多种黄素酶类的辅酶，在体内催化广泛的氧化还原反应。除在线粒体呼吸链能量产生中发挥极其重要的作用外，还参与线粒体外的氧化还原反应。

近年来发现维生素 B_2 具有抗氧化活性。缺乏时常伴有脂质过氧化作用增强，而补充维生素 B_2 能抑制这个过程。普遍认为这一现象与核黄素酶-谷胱甘肽还原酶的活性有关。

（四）维生素 B_2 的缺乏与过量

维生素 B_2 缺乏的原因：膳食摄入不足；食物储存和加工不当导致维生素 B_2 破坏和丢失；机体感染；维生素 B_2 吸收不良、利用不良或排泄增加和酗酒。

维生素 B_2 缺乏易导致皮肤、黏膜出现炎症，如唇炎、口角炎、舌炎、眼睑炎、结膜炎、脂溢性皮炎、阴囊皮炎、阴唇炎、角膜血管增生等，称口腔-生殖综合征。由于维生素 B_2 参与维生素 B_6、烟酸等的代谢，因此维生素 B_2 缺乏时往往伴有其他 B 族维生素的缺乏。

维生素 B_2 一般不会引起过量中毒。

（五）维生素 B_2 的参考摄入量与食物来源

维生素 B_2 的需要量与机体能量代谢、蛋白质的摄入量有关，因此当机体能量需要量增加，处于生长加速和创伤修复期时，维生素 B_2 的摄入量均应相应增加。《中国居民膳食营养素参考摄入量》推荐的成人 RNI：男性为 1.4mg/d，女性为 1.2mg/d。孕中期增加 0.2mg/d，孕晚期增加 0.3mg/d，乳母增加 0.3mg/d。

维生素 B_2 是我国膳食中较易出现缺乏的营养素之一。良好的食物来源：动物性食物，以肝、肾、心、蛋黄、乳类尤为丰富；植物性食物中则以绿叶蔬菜类如菠菜、韭菜、油菜及豆类含量较多，而谷类含量较低，尤其是研磨过精细的粮谷。

七、维生素 B_6

（一）维生素 B_6 的理化性质

维生素 B_6 是 B 族维生素之一，是所有呈现吡哆醛生物活性的 3-羟基-2-甲基吡啶衍生物的总称，包括吡哆醛、吡哆胺及吡哆醇。其磷酸化形式是氨基酸代谢过程的辅酶，如氨基转移酶的辅酶。它们易溶于水及乙醇，微溶于有机溶剂，在空气和酸性溶液中稳定，在碱性溶液中容易分解破坏。三种形式的维生素 B_6 对光均较敏感，尤其是在碱性环境中。

（二）维生素 B_6 的吸收与代谢

维生素 B_6 主要在空肠吸收。食物中维生素 B_6 多以磷酸盐等形式存在，必须经非特异性磷酸酶水解后才能被吸收。体内转运主要靠与血浆白蛋白结合。维生素 B_6 在肝脏和肌肉中含量较高，肌肉中的维生素 B_6 占储存总量的 75%～80%，血液中仅约有 1μmol。

在肝脏，维生素 B_6 包括吡哆醇、吡哆醛和吡哆胺，是通过吡哆醇激酶转化为各自的磷酸化形式参与多种酶的反应，维生素 B_6 在一种由 FAD 参与的氧化反应中不可逆地转化为 4-吡哆酸，最后由尿排出。

（三）维生素 B_6 的生理功能

维生素 B_6 主要以磷酸吡哆醛的形式参与近百种酶促反应，多数与氨基酸代谢有关，在蛋白质合成与分解代谢、糖原异生、不饱和脂肪酸代谢、某些神经介质如 5-羟色胺、牛磺酸、多巴胺、去甲肾上腺素和 β-氨基丁酸的合成方面发挥重要作用。此外，在色氨酸转化为烟酸的过程中需要以磷酸吡哆醛为活性中心的犬尿氨酸酶，维生素 B_6 缺乏时该转化过程受阻，并可导致黄尿酸排出量增加。维生素 B_6 是参与一碳代谢的丝氨酸转羟甲基酶的辅酶，因而影响核酸的合成，亦可影响同型半胱氨酸转化为甲硫氨酸（蛋氨酸）。

（四）维生素 B_6 的缺乏与过量

维生素 B_6 缺乏通常与其他 B 族维生素缺乏同时存在。除膳食摄入不足外，某些药物如异烟肼、环丝氨酸等均能诱发维生素 B_6 缺乏。

人体维生素 B_6 缺乏可致眼、鼻与口腔周围皮肤脂溢性皮炎，并可扩展到面部、前额、耳后、阴囊及会阴等处，维生素 B_6 还可引起体液和细胞介导的免疫功能受损，出现半胱氨酸血症和黄尿酸血症，偶见小细胞低色素性贫血。

维生素 B_6 毒性相对较低，经食物来源摄入的大量维生素 B_6 无不良反应，营养补充剂中的高剂量维生素 B_6（500mg/d）可引起严重不良反应，表现为神经毒性和光敏感性反应。

（五）维生素 B_6 的参考摄入量与食物来源

由于维生素 B_6 与氨基酸代谢关系甚为密切，因此膳食蛋白质摄入量的多少将直接影响维生素 B_6 的需要量。《中国居民膳食营养素参考摄入量》推荐的成人 RNI 为 1.4mg/d。

维生素 B_6 广泛存在于各种食物中，在鸡肉和鱼肉中含量最高，其次为动物肝脏、豆类、坚果类和蛋黄等。水果和蔬菜中维生素 B_6 含量较为丰富的是香蕉、卷心菜和菠菜。

八、维生素 B_{12}

（一）维生素 B_{12} 的理化性质

维生素 B_{12} 是 B 族维生素之一，是所有呈现氰钴胺素生物活性的类咕啉的总称，其辅酶形式是钴胺酰胺，参与核酸与红细胞生成。维生素 B_{12} 分子中含金属元素钴，因而又称钴胺素，是唯一含有金属元素的维生素，同时因含有金属钴而呈现红色。天然存在的维生素 B_{12} 均由微生物合成。人体肠道细菌能合成维生素 B_{12}，但结肠不能吸收维生素 B_{12}。

维生素 B_{12} 在强酸、强碱和光照等条件下都不稳定。大量维生素 C 可破坏维生素 B_{12}，因此，在多种维生素制剂中维生素 B_{12} 会因维生素 C 等抗氧化剂的存在而受损失。

（二）维生素 B_{12} 的吸收与代谢

食物中的维生素 B_{12} 在胃酸及消化酶作用下释放，到达小肠后在肠液及胰蛋白酶作用下，维生素 B_{12} 游离并与胃的糖蛋白内因子（IF）结合成复合物，至回肠时通过肠壁吸收。体内如缺乏 IF，维生素 B_{12} 则不能被吸收。常见的维生素 B_{12} 缺乏性恶性贫血就是由于胃黏膜变化引起 IF 不足造成的，此时需要用维生素 B_{12} 治疗。此外，胰液可促进维生素 B_{12} 的吸收。维生素 B_{12} 吸收后便进入血液，再与特异性蛋白质结合随血液循环运送到体内各组织。

（三）维生素 B_{12} 的生理功能

维生素 B_{12} 具有提高叶酸利用率，促进红细胞发育和成熟，参与胆碱合成，维护神经髓鞘物质代谢与功能等多种作用。

（四）维生素 B_{12} 的缺乏与过量

膳食维生素 B_{12} 的缺乏较少见，多数缺乏症是由于吸收不良引起。膳食缺乏多见于素食者，老年人和胃切除患者由于胃酸过少可引起维生素 B_{12} 的吸收不良。

维生素 B_{12} 的缺乏主要表现为巨幼红细胞贫血、神经系统损害和高同型半胱氨酸血症。

（五）维生素 B_{12} 的参考摄入量与食物来源

人体对维生素 B_{12} 需要量极少，《中国居民膳食营养素参考摄入量》推荐的成人 RNI 为 2.4μg/d。

维生素 B_{12} 的主要食物来源为动物性食物，如畜类、禽类、鱼类及蛋类，乳及乳制品含量较少。植物性食物几乎不含维生素 B_{12}。

九、烟 酸

（一）烟酸的理化性质

烟酸又称维生素 B_3、尼克酸、抗癞皮病因子等，是 B 族维生素之一。烟酸在体内参与构成辅酶烟酰胺腺嘌呤二核苷酸（NAD）及烟酰胺腺嘌呤二核苷酸磷酸（NADP），NAD 和 NADP 在生物氧化还原反应中起电子载体或递氢体作用。烟酸在体内以烟酰胺（尼克酰胺）形式存在，烟酸和烟酰胺总称为维生素 PP，它们在体内具有相同的生理活性，二者皆溶于水和乙醇，烟酰胺的溶解性明显好于烟酸，但它们都不溶于乙醚。烟酸对酸、碱、光、热稳定，一般烹调损失极少。

（二）烟酸的吸收与代谢

膳食中的烟酸经消化后在胃及小肠吸收，吸收后以烟酸的形式经门静脉进入肝脏，在肝内转化成辅酶Ⅰ（NAD）和辅酶Ⅱ（NADP）。在肝内未经代谢的烟酸和烟酰胺随血液进入其他组织，再形成含有烟酸的辅酶。肾脏也可直接将烟酰胺转变为辅酶Ⅰ。

未被利用的烟酸可被甲基化，以 N-甲基烟酰胺和 2-吡啶酮的形式由尿中排出。成年人体内的烟酸可由色氨酸转化而来，但色氨酸转化为烟酸需要维生素 B_1、维生素 B_2 和维生素 B_6 的参与。

（三）烟酸的生理功能

烟酸是一系列以 NAD 和 NADP 为辅基的脱氢酶类必要的成分。作为氢的受体或供体，与其他酶一起，几乎参与细胞内生物氧化还原的全过程。而 NADP 在维生素 B_6、泛酸和生物素存在下参与脂肪、类固醇等的生物合成。

烟酸辅因子 NAD 作为多腺苷二磷酸核糖聚合酶的底物，为核蛋白合成提供 ADP-核糖。这种核蛋白的聚核糖基化作用可能有助于基因组的稳定。此外，烟酸还是葡萄糖耐量因子的重要成分，具有增强胰岛素效能的作用。

（四）烟酸的缺乏与过量

烟酸缺乏症又称癞皮病，其典型的症状为皮炎、腹泻、痴呆，主要发生在以玉米为主食的地区。原因是玉米中的烟酸为结合型，而人体需要的是游离型烟酸，但加碱能使玉米中结合型烟酸转变为游离型烟酸，从而被机体利用。

过量摄入烟酸主要表现为皮肤发红、眼部不适、恶心、呕吐、高尿酸血症等，长期大量服用可能对肝脏有损害。

（五）烟酸的参考摄入量与食物来源

烟酸除了直接从食物中摄取外，还可在体内由色氨酸转化而来，平均约 60mg 色氨酸转化为 1mg 烟酸。膳食中烟酸应以烟酸当量（NE）表示，烟酸当量（mgNE）=烟酸（mg）+1/60 色氨酸（mg）。《中国居民膳食营养素参考摄入量》推荐我国成人烟酸 RNI 为：男性 15mg NE/d，女性 12mg NE/d。

烟酸广泛存在于食物中，植物性食物中存在的主要是烟酸，动物性食物中存在的主要是烟酰胺。良好的来源为肝、肾、瘦肉、全谷、豆类等，乳类和蛋类中的烟酸含量虽低，但色氨酸含量较高，其在体内可转化为烟酸。

十、维生素 C

（一）维生素 C 的理化性质

维生素 C 又名抗坏血酸，是一种水溶性维生素，是所有显示抗坏血酸生物活性化合物的通称，在体内参与氧化还原反应。纯净的维生素 C 为白色晶体，易溶于水，微溶于丙酮与低级醇类，不溶于脂溶性溶剂。维生素 C 的水溶液不稳定，在有氧存在或碱性环境中极易被氧化，还原型抗坏血酸被氧化成脱氢型抗坏血酸。若进一步氧化或水解便丧失抗坏血酸活性，铜、铁等金属离子可促进上述的氧化反应过程。因此，有 Cu^{2+}、Fe^{3+} 存在时可加速维生素 C 的破坏。

（二）维生素 C 的吸收和代谢

维生素 C 在消化道主要以钠依赖的主动转运形式吸收入血，较少以被动扩散形式吸收。主要吸收部位为回肠，也可经口腔和胃少量吸收。

食物中的维生素 C 主要是还原型，在吸收前可被氧化成脱氢型抗坏血酸，脱氢型抗坏血酸比还原型抗坏血酸以更快的速度通过细胞膜，进入小肠黏膜细胞或其他组织细胞后，脱氢型抗坏血酸在脱氢型抗坏血酸还原酶的作用下，以谷胱甘肽（glutathione，GSH）作为供氢体，很快还原成还原型抗坏血酸。

维生素 C 的吸收量随着摄入量增加而减少。正常成人体内可储存维生素 C 1.2～2.0g，最高 3.0g，维生素 C 含量最高的组织为垂体，其次为肾上腺、肾脏、脾脏和肝脏。维生素 C 主要从尿中排出，其次是汗液和粪便。一般情况下，血浆维生素 C 含量与尿排出量有密切关系。

（三）维生素 C 的生理功能

1. 抗氧化作用 维生素 C 是机体内的强抗氧化剂，可直接与氧化剂作用，在组织中可被氧化型谷胱甘肽氧化成脱氢型抗坏血酸，然后又被还原型谷胱甘肽还原，保持了二者之间的平衡，使体内氧化还原过程正常进行。

2. 促进胶原合成 羟脯氨酸和羟赖氨酸是细胞间质胶原蛋白的重要组成成分，而这二者的羟基化过程需要维生素 C 的参与。

3. 其他作用 维生素 C 作为抗氧化剂可清除自由基，在保护 DNA、蛋白质和膜结构免遭损伤方面起着重要作用。此外，维生素 C 在铁的吸收、转运和储备，叶酸转变为四氢叶酸，以及胆固醇转变为胆酸从而降低血胆固醇含量等方面发挥重要作用。

（四）维生素 C 的缺乏与过量

当膳食摄入减少或机体需要量增加又得不到及时补充时，体内维生素 C 储存量减少，可引起维生素 C 缺乏。若体内储存量低于 300mg，将出现缺乏症状，主要引起坏血病。临床表现为全身乏力、食欲减退、全身点状出血、牙龈出血等。

维生素 C 毒性很低，但一次口服 2～3g 时可能会出现腹泻、腹胀；有结石的患者，维生素 C 摄入量过多时可增加尿中草酸盐的排泄，增加尿路结石的危险。

（五）维生素 C 的参考摄入量与食物来源

《中国居民膳食营养素参考摄入量》推荐我国成人维生素 C 的 RNI 为 100mg/d。维生素 C 主要存在于新鲜的蔬菜、水果中，植物种子（粮谷、豆类）不含维生素 C，动物性食物除肝、肾、血外含量甚微。蔬菜中的辣椒、番茄（西红柿）、菜花及各种深色叶菜类及水果中的柑橘、柠檬、青枣、山楂、猕猴桃等维生素 C 含量十分丰富。

十一、叶　酸

（一）叶酸的理化性质

叶酸是广泛分布的一种 B 族维生素。其辅酶形式是四氢叶酸的一些衍生物，在一碳单位的代谢中起作用。叶酸是含有蝶酰谷氨酸结构的一类化合物的通称，因最初从菠菜叶中分离出来而得名。叶酸为鲜黄色粉末状结晶，微溶于热水，不溶于乙醇、乙醚及其他有机溶剂；叶酸的钠盐易溶于水，但在水溶液中容易被光解破坏，产生蝶啶和氨基苯甲酰谷氨酸盐。在酸性溶液中对热不稳定，而在中性和碱性环境中却十分稳定，即使 100℃加热 1h 也不被破坏。

（二）叶酸的吸收与代谢

膳食中的叶酸需经小肠黏膜刷状缘上的 γ-谷氨酰羧酰酶水解为单谷氨酸叶酸的形式在小肠吸收。叶酸在肠道的转运是一个载体介导的主动转运过程，并对 pH 要求严格，最适 pH 为 5.0～6.0。以单谷氨酸盐形式大量摄入时则以简单扩散为主。

叶酸的生物利用率在不同食物中相差甚远，如莴苣仅为 25%，而豆类最高达 96%，一般在 40%～60%，这种差距可能与食物中叶酸存在的形式有关。一般来说，还原型叶酸吸收率高，谷氨酸分子越少吸收率越高。膳食中维生素 C 和葡萄糖可促进叶酸吸收，锌缺乏、乙醇及某些药物如避孕药、抗惊厥药物可抑制叶酸的吸收。

正常成人体内叶酸储存量为 5～10mg，约一半储存于肝脏，且 80%以 5-甲基四氢叶酸形式存在。成人叶酸丢失量平均为 60μg/d，主要通过胆汁和尿液排出体外。

（三）叶酸的生理功能

叶酸在体内的活性形式为四氢叶酸，在体内许多重要的生物合成中作为一碳单位的载体发挥重要的功能。叶酸在嘌呤核苷酸、胸腺嘧啶和磷酸肌酸的合成，以及同型半胱氨酸转化为甲硫氨酸的过程中作为一碳单位的供体。

（四）叶酸的缺乏与过量

叶酸缺乏，可导致巨幼红细胞贫血、胎儿神经管畸形、高同型半胱氨酸血症。结肠癌、前列腺癌、宫颈癌与膳食中叶酸摄入不足有关。叶酸缺乏还可引起孕妇先兆子痫、胎盘早剥发生率增高，胎盘发育不良导致自然流产。

大剂量服用叶酸可产生毒副作用，表现为抑制锌的吸收而导致锌缺乏，使胎儿发育迟缓，低出生体重儿发生率增加；干扰抗惊厥药物作用而诱发惊厥；干扰维生素 B_{12} 缺乏的诊断。

（五）叶酸的参考摄入量与食物来源

《中国居民膳食营养素参考摄入量》推荐叶酸参考摄入量（RNI）中，14 岁起至成年人为 400μgDFE/d，孕妇 600μgDFE/d，乳母为 550μgDFE/d。

膳食叶酸当量（DFE）（μg）=天然食物来源叶酸（μg）+1.7×合成叶酸（μg）

叶酸广泛存在于动植物性食物中，在肝、肾、绿叶及黄叶蔬菜、酵母等中含量丰富，如肝含叶酸约 300μg/100g。肉类、蛋类、豆类、谷类及水果等食物含叶酸均较多。

第6节 矿 物 质

一、概 述

矿物质（mineral）是人体和食物中含有的无机物。矿物质是维持人体正常生理功能所必需的无机化学元素，包括常量元素和微量元素。亦称无机盐，占成年人体重的 5%～6%。

（一）矿物质的分类

在人体内的含量＞0.01%体重的矿物质，包括钾、钠、钙、镁、硫、磷、氯等，都是人体必需的微量营养素，称为宏量元素（亦称常量元素）。在人体内的含量<0.01%体重的矿物质，称为微量元素（亦称痕量元素），分为三类：第一类为人体必需的微量元素，有铁、碘、锌、硒、铜、钼、铬、钴8种；第二类为人体可能必需的微量元素，有锰、硅、镍、硼、钒5种；第三类为具有潜在毒性，但在低剂量时，对人体可能有益的微量元素，包括氟、铅、镉、汞、砷、铝、锂、锡8种。

（二）矿物质的特点

1. 矿物质在体内不能合成，必须从食物和饮水中摄取。

2. 矿物质在体内分布不均匀，如钙、磷主要集中在骨骼和牙齿，铁集中在红细胞，碘集中在甲状腺，锌分布在肌肉组织，钴主要分布在造血器官等。

3. 矿物质相互之间存在协同或拮抗作用，如摄入过量锌可抑制铁的吸收和利用，而摄入过量铁也可抑制锌的吸收和利用。

4. 某些矿物质的生理作用剂量与中毒剂量距离较小，因此要注意用量不宜过大。

（三）矿物质的生理功能

1. 构成人体组织的重要部分　如钙、磷、镁是组成骨骼和牙齿等硬组织的成分，而软组织含钾较多。

2. 维持组织细胞的渗透压　如钠、钾、氯等与蛋白质共同调节细胞内外的渗透压，在体液流动和潴留过程中起着重要作用。

3. 维持机体的酸碱平衡　硫、磷、氯等酸性离子与钙、镁、钾、钠等碱性离子，以及与重碳酸盐和蛋白质的缓冲作用配合，共同维持体内的酸碱平衡。

4. 维持神经肌肉的兴奋性　各种无机盐，特别是钾、钠、钙、镁组成比例适宜，是维持神经、肌肉兴奋性的必要条件。

5. 构成酶、激素的成分或激活酶的活性　参与生物氧化，调节能量代谢和物质代谢。

根据我国人民的膳食结构，矿物质在食物中的分布、人体的吸收，以及特殊地理环境等特点，在我国人群中比较容易缺乏的有钙、铁、锌、碘、硒。

二、钙

 案例 2-2

患儿，女，11个月，因睡眠不安2个月就诊。患儿白天烦躁，爱出汗，夜间加重。发稀枕秃，易惊易怒，纳差，出生后母乳喂养，按时添加辅食，未补充维生素D和钙剂。查体：体温、脉搏正常，体重9.2kg，身长73cm，可见肋膈沟，腹膨隆呈蛙腹，下肢轻度O形腿。实验室检查：血清钙2.15mmol/L，血清磷40mg/dl，碱性磷酸酶500IU/dl，血清25-OH-D_3 8ng/ml，X线检查：可见干骺端临时钙化模糊或消失，呈毛刷样，并有杯口状改变。

问题： 1. 请评估患儿的营养状况。
　　　　 2. 请说出患儿存在的营养问题。

钙是人体必需常量元素之一，是骨骼和牙齿的主要构成成分，能维持神经肌肉的正常兴奋性，参与调节和维持细胞功能，维持体液酸碱平衡；参与血液凝固、激素分泌。长期缺钙可致儿童佝偻病、中老年人骨质软化症。长期摄入过量钙可增加患肾结石的风险。足月新生儿体内钙的含量为25～30g，约占体重的1%；成年人体内钙含量可达1000～1200g，占体重的1.5%～2.0%。99%的钙集中在骨骼和牙齿中，其余1%以离子状态存在于软组织、细胞外液和血液中，称为混溶钙池。这部分钙与骨钙在内分泌系统的调控下维持着动态平衡，以维持体内细胞正常生理状态。当膳食严重缺钙或机体发生异常钙丢失时，可通过相同机制使骨骼脱矿化以纠正低钙血症，以保持血钙浓度的稳定。

（一）钙的生理功能

1. 构成骨骼和牙齿 骨骼和牙齿是人体中含钙最多的组织。人体中 99% 的钙沉积在这些钙化的硬组织中，使骨骼具有特定的硬度、强度及机械性能，对机体起着支撑、运动和保护的作用。骨钙可在破骨细胞作用下不断被释放入混溶钙池，混溶钙池中的钙也不断沉积于骨细胞中，如此反复使骨骼不断更新。幼儿骨骼每 1～2 年更新一次，以后随年龄增长更新速度减缓，儿童更新速度为每年 10%，成年人为每年 2%～4%，40～50 岁以后随年龄增长骨质逐渐丢失，每年丢失约 0.7%，且女性早于男性，妇女在围绝经期骨质丢失加速，但适当的体育锻炼可缓解这一过程。

2. 维持细胞膜的完整性，控制细胞膜的通透性 在红细胞、心肌细胞、肝细胞与神经细胞等的膜上，都有钙的结合部位，钙与细胞膜表面的阴离子结合，维持细胞膜的完整性，当钙离子从其结合部位脱离时，细胞膜的结构与功能发生变化，对钾离子、钠离子等的通透性也发生改变。

3. 参与神经肌肉的功能活动 神经递质的释放，神经冲动的传导，心脏的正常搏动都需要钙的参与。钙离子能降低神经肌肉的兴奋性，当血清钙下降时，神经肌肉的兴奋性升高，可引起抽搐。

4. 调节体内酶的活性 钙能直接参与脂肪酶、ATP 酶等的活性调节，还能激活多种酶，如腺苷酸环化酶、鸟苷酸环化酶及钙调蛋白等，调节机体代谢及一系列细胞内的生命活动。

5. 其他 调节激素的分泌，参与血液的凝固，维持体液酸碱平衡及细胞内胶质稳定性，降低血压等。

（二）钙的缺乏与过量

1. 骨骼、牙齿发育障碍 多见于儿童，长期钙摄入不足，并伴随蛋白质和维生素 D 缺乏，可引起儿童生长发育迟缓，骨钙化不良，软骨结构异常，牙齿不坚固，易患龋齿，严重者骨骼变形，易发生佝偻病。

2. 婴儿手足搐搦症 婴儿缺钙使血钙过低，导致神经肌肉兴奋性增高，手足因屈肌群兴奋亢进而痉挛抽搐，严重者出现突发性喉痉挛，多见于喂养不当的婴儿。

3. 骨软化与骨质疏松 成人骨钙沉积减少，钙丢失增加，膳食钙缺乏，可加重骨钙丢失程度，发生骨软化与骨质疏松。骨软化多见于生育次数多、哺乳时间长的妇女，骨质疏松多发生于老年人。骨质疏松还与雌激素分泌减少、维生素 D 摄入不足有关。

4. 血压升高 某些调查显示，血钙与血压有相关关系，钙摄入量不足与高血压的发生有关，补钙可使血压降低。

5. 其他 许多研究表明，大量补钙可影响磷、镁、铁、锌等元素的生物利用率，并有增加肾结石危险的可能。

（三）影响钙吸收的因素

钙在小肠通过主动转运与被动扩散吸收。主动转运受膳食成分、体内钙和维生素 D 的营养状况，以及生理状况如生长、妊娠、哺乳和年龄、性别等诸因素的影响。被动扩散则取决于肠腔中的钙浓度。人体钙吸收率一般在 20%～60%。

1. 机体因素 钙的吸收与机体的需要程度密切相关。婴儿时期因需要量大，钙的吸收率可高达60%，儿童约为 40%。随着年龄的增加，机体对钙的吸收率逐渐降低，成年人仅为 20% 左右，老年人更低，仅 15% 左右。妊娠、哺乳时期机体对钙需要量增加，吸收率也增加，孕妇、乳母对钙的吸收率可高达 50%。此外，人体对钙的吸收，与体内维生素 D 的营养状况有关，维生素 D 充足有利于钙的吸收。

2. 膳食因素

（1）膳食中钙与维生素 D 的摄入量 膳食中钙与维生素 D 的摄入量越高，吸收量也相应增高。

（2）乳糖及充足的膳食蛋白质　乳糖可与钙螯合形成低分子的可溶性络合物，当其分解发酵产酸时，可使肠内 pH 降低，有利于钙的吸收。膳食中蛋白质充足时，某些氨基酸如赖氨酸、色氨酸、精氨酸等可与钙结合形成可溶性络合物，有利于钙吸收。一些实验表明，亮氨酸、异亮氨酸、组氨酸、甲硫氨酸也有类似的作用。但如摄入过多而超过推荐摄入量时，可使尿钙排出增多出现负钙平衡。

（3）植酸盐、草酸盐、膳食纤维、过多脂肪　粮食中植酸较多，某些蔬菜如蕹菜、菠菜、苋菜、竹笋等含草酸较多，它们均可与钙结合形成不溶性的盐类，从而降低钙的吸收；膳食纤维中的醛糖酸残基与钙结合也可干扰钙的吸收；脂肪消化不良时，未被吸收的脂肪酸与钙结合成钙皂，影响钙的吸收。此外，长期服用制酸剂、肝素等也可干扰钙的吸收。

（四）钙的参考摄入量与食物来源

1. 参考摄入量　《中国居民膳食营养素参考摄入量》推荐的成人钙 RNI 为 800mg/d，孕中、晚期及乳母均增加为 1000mg/d，50 岁以上老年人增加为 1000mg/d。

2. 食物来源　钙的膳食来源应考虑钙含量及吸收利用率。乳与乳制品含钙量丰富，吸收率较高，是钙的最理想来源。小鱼、虾皮、海带、芝麻酱、豆类及制品、坚果类、深绿色蔬菜、水果中的山楂等都是钙的较好来源。但有些食物因草酸含量较高对钙的吸收有所影响。

三、磷

磷是人体必需常量元素之一，与钙结合构成骨骼和牙齿，参与物质代谢，维持机体的酸碱平衡。正常饮食可获得足够的磷。正常成人体内含磷 600～900g，为体重 1%左右，占体内无机盐总量的 1/4。总磷的 85%～90%以羟基磷灰石形式存在于骨骼和牙齿中，其余散在分布于全身各组织及体液中。

（一）磷的生理功能

1. 构成骨骼和牙齿　磷对于骨骼、牙齿的钙化及其生长发育都是必需的，在骨形成的过程中 2g 钙需要 1g 磷，磷酸盐与胶原纤维的共价联结在骨矿化中起决定作用。

2. 组成生命的重要物质　磷作为核酸、磷脂、磷蛋白、辅酶的组成成分，参与其代谢过程，发挥其各自特殊的功能作用。

3. 参与物质活化　糖类和脂肪的吸收与代谢，都需先经过磷酸化才能继续进行反应，B 族维生素（维生素 B_1、维生素 B_6、烟酸等）只有经过磷酸化，才具有活性而发挥辅酶的作用。

4. 调节能量释放　磷参与构成三磷酸腺苷（腺苷三磷酸，ATP）、磷酸肌酸等供能及储能物质，在能量的产生、传递、储存过程中起着重要的作用。

5. 参与酸碱平衡的调节　磷酸盐组成缓冲体系，参与维持体液的酸碱平衡。

（二）磷的缺乏与过量

磷广泛存在于各种食物中，营养性缺磷的问题很少发生，一般情况下，也不易发生膳食摄入过量的问题。如医用口服或静脉注射大量磷酸盐后，可引起高磷血症，干扰钙的吸收，可能引起非骨组织的钙化，骨骼多孔性病变。

（三）磷的参考摄入量与食物来源

1. 参考摄入量　《中国居民膳食营养素参考摄入量》推荐的成人膳食磷 RNI 为 720mg/d。

2. 膳食来源　膳食磷的来源很广泛，鱼肉、蛋类、奶酪、瘦肉及动物的肝、肾等都是磷的丰富来源。海带、紫菜、芝麻酱、花生、坚果、粗粮等含磷也较丰富。然而，粮谷中磷多为植酸磷，如果不经过加工处理，吸收利用率低。

四、铁

铁是人体必需微量元素之一，参与体内氧的运送和组织呼吸过程，维持正常的造血功能，缺乏时可影响血红蛋白的合成，发生缺铁性贫血。人体内铁的含量随年龄、性别、营养与健康状况等不同而存在较大的个体差异。正常成年男性体内含铁量为3～5g，女性稍低。铁在体内有两种存在形式：一为功能性铁，其中以血红蛋白形式存在的铁，占总铁量的65%，3%在肌红蛋白，1%为含铁酶类，这些铁参与氧的转运和利用，发挥铁的功能作用；二为储存铁，以铁蛋白和含铁血黄素形式存在于肝、脾与骨髓中，占体内总铁量的25%～30%。

（一）铁的生理功能

1. 参与体内氧和二氧化碳的运转　铁为血红蛋白、肌红蛋白的主要成分，参与体内氧和二氧化碳的运送、交换，这是铁在体内发挥的极其重要的生理功能。

2. 参与组织呼吸、促进生物氧化还原反应　铁是某些酶的辅基，如过氧化物酶、过氧化氢酶、细胞色素c、细胞色素氧化酶等。铁在组织呼吸过程中，借助价数的变化，参与细胞呼吸过程，在电子传递过程中，作为电子载体起催化剂作用，从而促进生物氧化还原反应。

3. 参与红细胞的形成与成熟　铁在骨髓造血组织中，进入幼红细胞内与卟啉、珠蛋白结合生成血红蛋白。铁缺乏时，血红蛋白合成不足，红细胞寿命缩短，自身溶血增加。

4. 其他　铁可催化 β-胡萝卜素转化为维生素 A，促进嘌呤与胶原的合成、抗体的产生及药物在肝脏的解毒等。

（二）影响铁吸收的因素

膳食铁有两种存在形式，它们的吸收机制各不相同。

1. 血红素铁　血红素铁是与血红蛋白及肌红蛋白中的卟啉结合的铁，以卟啉铁的形式直接被肠黏膜上皮细胞吸收，一般不受抑制因素或促进因素的影响。血红素铁主要是以血红蛋白及肌红蛋白等形式存在于肉类食物中，占总膳食铁的 15%，可被肠黏膜上皮细胞直接吸收。此类铁不受植酸等因素的影响，只受个体铁营养状况、血红素铁的数量的轻度影响，且胃黏膜分泌的内因子有促进其吸收的作用，吸收率较非血红素铁高，一般在 15%～35%。

2. 非血红素铁　非血红素铁又称离子铁，此类铁主要以 $Fe(OH)_3$ 络合物的形式存在于谷类、豆类、水果、蔬菜、蛋类中，占膳食铁总量的绝大部分。此类铁必须在胃酸作用下与有机部分分开，还原为二价铁后才能被吸收，其有效吸收率仅为 2%～20%。

（1）促进吸收的因素

1）蛋白质类食物：蛋白质类食物能够刺激胃酸分泌，刺激铁的吸收。氨基酸，如组氨酸、赖氨酸、胱氨酸、甲硫氨酸、酪氨酸与铁螯合成小分子的可溶性单体，可提高铁的吸收率。

2）维生素：维生素 C 是铁吸收的有效促进因子，当其缺乏时，铁吸收、转运与肝、脾储存铁均受阻。维生素 C 可将铁离子还原为亚铁离子，还能螯合铁使之形成小分子的可溶性铁螯合物，故有利于铁的吸收，半胱氨酸也有类似作用。此外，充足的维生素 A、叶酸、维生素 B_{12}、维生素 B_2 等对铁的吸收起着重要的辅助作用。

3）其他：某些单糖如葡萄糖、果糖，有机酸如柠檬酸、琥珀酸，一些发酵蔬菜、酱油以及含硫氨基酸也可以促进铁的吸收。

（2）抑制吸收的因素

1）膳食中存在的磷酸盐、植酸盐、草酸盐及存在于茶叶、咖啡中的鞣酸、多酚类物质等，可与非血红素铁形成不溶性的铁盐而抑制铁的吸收。有报道指出：面包中植酸含量即使只有 5～10mg，也可减少铁吸收达到 50%。茶可减少铁吸收达到 60%，咖啡可减少铁吸收达到 40%。

2）膳食纤维：膳食纤维摄入过多时，可与阳离子铁、钙结合，干扰其吸收。

3）卵黄高磷蛋白：一般存在于蛋类中，可干扰蛋类中铁的吸收，使其吸收率仅为3%。

4）碱或碱性药物：可使非血红素铁形成难溶性的氢氧化铁而影响铁的吸收。

5）萎缩性胃炎及大部分胃切除后，胃酸分泌减少，可降低膳食中三价铁的溶解度和减少铁螯合物的生成，从而影响铁的吸收。

以上两种铁的吸收都受机体铁储存量的影响，当铁储存量增多时，吸收率降低；储存量减少时，机体需铁量增加，吸收率亦增加。例如，成年男子的平均膳食铁的吸收率为6%，而育龄妇女可达13%。

（三）铁的缺乏与过量

1. 缺乏　长期膳食铁供给不足，可引起体内铁缺乏或导致缺铁性贫血，多见于婴幼儿、青少年、生育期妇女。

当体内缺铁时，铁损耗可分三个阶段：第一阶段为铁减少期（ID），此时储存铁耗竭，血清铁蛋白浓度下降；第二阶段为红细胞生成缺铁期（IDE），此时除血清铁蛋白浓度下降外，血清铁浓度也下降，同时铁结合力上升（运铁蛋白饱和度下降），游离原卟啉浓度（FEP）上升；第三阶段为缺铁性贫血期（IDA），血红蛋白和血细胞比容均下降。

2. 铁缺乏时对人体的影响。

（1）影响脑功能　缺铁儿童易烦躁或冷漠、呆板，影响智力。青少年表现为注意力不集中，学习记忆能力下降，工作耐力下降，认知能力下降。

（2）影响体质　贫血者多体弱，容易疲劳，常伴心慌、气短、头晕、厌食、抗寒能力降低等症状，容易感染及反复感染。严重者出现面色苍白、指甲脆薄、反甲、肝脾轻度肿大，甚至死亡。

（3）影响免疫功能　铁缺乏可损害机体免疫功能，尤其是细胞免疫功能。

（4）影响妊娠结局　孕妇缺铁不但增加胎儿早产、发育延迟、低出生体重的发生率，还会增加围生期胎儿的死亡率。

（5）加重铅中毒症状　经研究发现，铁缺乏可增加铅的吸收，铁缺乏儿童铅中毒的发生率比无铁缺乏的儿童高3～4倍，这可能与缺铁时机体对二价金属离子吸收率增高有关。

改善膳食以增加铁的摄入、食物铁强化、营养素补充剂是解决铁缺乏和缺铁性贫血的三条主要途径。

3. 过量　正常情况下，即使膳食铁含量很丰富，通过膳食途径也不会引起铁过量。当长期过量服用铁剂，或长期食用大量含铁高的特殊食品时，或反复大量输血，均会造成铁过量和中毒。此时铁在肝脏大量沉积，并可引起皮肤色素沉着症及各种重要器官损害甚至死亡。

（四）铁的参考摄入量与食物来源

1. 参考摄入量　《中国居民膳食营养素参考摄入量》推荐的成人膳食铁的RNI为：男性12mg/d，女性20mg/d。孕中期增加4mg/d，孕晚期增加9mg/d，乳母增加4mg/d。

2. 食物来源　膳食中铁的良好来源为动物内脏、动物全血、畜肉、禽肉、黑木耳等。乳及乳制品、蛋类、谷类、豆类和蔬菜含铁量不高，都在8%以下，属于非红血素铁，吸收率较低。如摄入部分动物性食物的混合膳食，铁吸收率可达10%，膳食中如存在富含维生素C的蔬菜和水果，则可以增强膳食铁的吸收。

五、碘

碘是人体必需微量元素之一，是合成甲状腺激素的成分，摄入不足可引起碘缺乏病，长期过量摄入可导致高碘性甲状腺肿等危害。成人体内含碘15～20mg，其中70%～80%存在于甲状腺组织中，其余分布在骨骼肌、肺脏、卵巢、肾脏、淋巴结、肝脏、睾丸和脑组织中。健康成人甲状腺组织中含碘8～15mg，包括甲状腺素、三碘甲状腺原氨酸、一碘酪氨酸、二碘酪氨酸及其他碘化物。血液中含碘30～

$60\mu g/L$，主要为蛋白结合碘（PBI）。

（一）碘的生理功能

碘在体内主要参与甲状腺素的合成，故其生理功能主要表现为甲状腺素的作用。

1. 促进生物氧化和调节能量转换　碘对维持、调节体温及保持正常的新陈代谢与生命活动至关重要。

2. 促进蛋白质合成和神经系统发育　碘对胚胎发育期和出生后早期生长发育，特别是智力发育尤为重要。碘代谢与甲状腺素合成、释放，受作用于垂体前叶促甲状腺激素（TSH）的调节，甲状腺素影响神经元的迁移、增殖和分化，参与胶质细胞增殖及髓鞘形成与发育，从而保证神经系统和脑的发育。

3. 活化体内许多重要的酶　包括细胞色素酶系、琥珀酸氧化酶系等100余种，促进物质代谢过程。

4. 促进体格的生长发育　甲状腺素是促进机体生长发育和成熟的重要因素，参与肌肉、骨骼及性器官等的发育或分化。甲状腺功能低下的幼儿，可出现体格矮小、肌肉无力、智力低下、性发育障碍等。

5. 调节组织中的水盐代谢，促进维生素的吸收和利用。

（二）碘的缺乏与过量

1. 缺乏　机体所需的碘可以从饮水、食物及食盐中获得，饮水和食物中的碘离子易被消化道吸收并转运至血浆，一般不会缺乏。但由于地理环境的原因，远离海洋的内陆山区，其土壤、水和食物的含碘量较低，因而容易导致碘缺乏。机体因缺碘而导致的一系列功能障碍或疾病统称为碘缺乏病（iodine deficiency disorder，IDD）。

（1）孕妇、乳母缺碘　易使胎儿、新生儿缺碘，引起流产、死产、先天畸形儿的出生。严重者可引起新生儿呆小病（克汀病），患儿表现为发育不全、智力低下、聋哑、斜视、痉挛性瘫痪、水肿及身材矮小等。

（2）儿童青少年时期缺碘　甲状腺素合成、分泌不足，可出现甲状腺肿、甲状腺功能低下、亚临床克汀病、单纯性耳聋及体格和智力发育障碍等。

（3）成年人膳食中缺碘　可引起甲状腺肿、甲状腺功能低下、智力障碍及碘性甲状腺功能亢进等。

碘缺乏造成的智力损伤是不可逆的，最好的办法就是预防。简单有效的预防方法就是采用碘化食盐，即在食盐中加入碘化钾或碘酸钾，加入量可控制在1:50 000～1:20 000。但应注意：碘盐应置于避光、避热、避潮的地方保存，以避免碘的丢失，同时注意其有效期。也可采用碘油，碘油只是一种临时替代的辅助措施，注射一次碘油可维持2～3年，口服一次维持1年。

2. 过量　长期摄入含碘量高的膳食，以及在治疗甲状腺肿等疾病中使用过量的碘剂，同样危害人体健康，而且可以致病，如甲状腺功能亢进、甲状腺功能减低、桥本甲状腺炎、甲状腺癌、碘过敏和碘中毒等。

（三）碘的参考摄入量与食物来源

1. 参考摄入量　《中国居民膳食营养素参考摄入量》推荐的成人膳食碘RNI为：$120\mu g/d$，孕期增加$110\mu g/d$，乳母增加$120\mu g/d$。

2. 食物来源　机体所需要的碘主要来自食物，占每日总摄入量的80%～90%；其次，来自饮水与食盐。海产品的碘含量远远高于陆生动植物，含碘丰富的海产品有海带、紫菜、发菜、鲜鱼、蛤干、干贝、虾、海参、海蜇等；海带含碘量最高，干海带中含碘量达$240mg/kg$以上，其次为鲜海鱼和海贝类，大约为$800\mu g/kg$，但是海盐中碘含量极微。蛋类、奶类的碘含量较高，为$40～90\mu g/kg$。植物性食物含碘量最低，尤其是蔬菜和水果。

六、锌

锌是人体必需微量元素之一，是锌金属酶的组成成分，严重缺锌可引起皮肤损害和免疫功能损伤，或发生肠病性肢端皮炎。锌分布于人体的所有组织、器官、体液和分泌物中，成年男性体内含锌量约为2.5g，成年女性约为1.5g，约60%存在于肌肉，30%存在于骨骼中。

（一）锌的生理功能

1. 酶的组成成分或酶的激活剂　锌是人体许多重要酶的组成成分或激活剂。主要的含锌酶有超氧化物歧化酶、苹果酸脱氢酶、碱性磷酸酶、乳酸脱氢酶等，这些酶在组织呼吸、能量代谢及抗氧化过程中发挥重要作用。

2. 促进生长发育与组织再生　锌参与和调节细胞内 DNA 及 RNA 复制、翻译和转录，以及蛋白质和核酸的合成过程。在促进胎儿的生长发育、性器官和性功能的正常发育中起着非常重要的作用。

3. 促进食欲　锌通过参加构成一种含锌蛋白，即味觉素，对味觉与食欲发生作用；对口腔黏膜上皮细胞的结构、功能和代谢也具有重要的作用。

4. 促进维生素 A 代谢及生理功能　锌促进视黄醛的合成和构型的转化，参与肝中维生素 A 的动员，维持血浆维生素 A 浓度的恒定，对于维持正常暗适应能力有重要作用。

5. 维持免疫功能　锌维持与保护免疫反应细胞的复制。严重缺锌时，胸腺萎缩，T 细胞和自然杀伤细胞数量减少，功能减退，补充锌可使有缺陷的免疫功能恢复。

6. 其他　维持生物膜结构和功能，影响胰岛素的释放，维护皮肤健康等。

（二）锌的缺乏与过量

膳食中的植酸盐、膳食纤维及过多的钙、铁、铜会影响锌的吸收，而蛋白质在肠内消化后产生的氨基酸，以及维生素 D、葡萄糖、乳糖、半乳糖、柠檬酸等有利于锌的吸收。一般锌的生物利用率较低，为15%～20%。锌缺乏在以谷类为主食的国家，尤其在经济落后地区的儿童中相当普遍。

1. 缺乏　锌缺乏可导致诸多生理变化，主要有如下几方面。

（1）生长发育不良，包括骨骼和脑发育不良，小儿生长发育迟缓、矮小、瘦弱，严重者可致侏儒症，胎儿先天性严重缺锌可造成畸形。

（2）食欲减退，味觉、嗅觉敏锐度下降，厌食，甚至出现异食癖。

（3）免疫功能障碍，伤口不易愈合，并且反复感染。

（4）性成熟延迟，性功能减退。男性有生殖幼稚症和不育症，女性分娩异常，易发生流产。

（5）影响皮肤、毛发的正常状态，皮肤毛囊过度角化，出现苔藓样变化，头发稀疏、枯黄、无光泽，皮肤干燥、粗糙，并有色素沉着等。

（6）可引起暗适应能力低下、认知行为改变、贫血及肠病性肢端皮炎等。

2. 过量　一般通过膳食途径不会引起锌过量。但口服或静脉注射大剂量锌，可导致锌急性中毒，表现为胃部不适、恶心、呕吐、眩晕、贫血等；大量补充锌可发生其他的慢性不良反应，如继发性铜缺乏、免疫功能低下、血清高密度脂蛋白水平下降等。

（三）锌的参考摄入量与食物来源

1. 参考摄入量　《中国居民膳食营养素参考摄入量》推荐的成人膳食锌 RNI 为：男性 12.5mg/d，女性 7.5mg/d，孕期增加 2.0mg/d，乳母增加 4.5mg/d。

2. 食物来源　含锌丰富的食物是海产品中的贝类（如牡蛎等）、畜肉类、蛋类、动物的内脏、干豆类，坚果中含锌量也较高，而谷类、蔬菜、水果类锌含量较低。一般动物性食物锌的含量和生物利用率均高于植物性食物。

七、硒

硒是人体必需微量元素之一，是谷胱甘肽过氧化物酶等的组成成分，参与机体的抗氧化，硒缺乏是克山病的可能病因。硒在人体内总量为 14～21mg，广泛分布于所有组织和器官，肾中浓度最高，其次为肝、胰、心脏、牙釉质及指甲、肌肉、骨骼、血液。由于肌肉约占体重的 40%，因此，肌肉含硒最多，约占人体总硒量的一半，脂肪组织中硒含量最低。

（一）硒的生理功能

1. 抗氧化功能　硒通过构成谷胱甘肽过氧化物酶和硒蛋白化合物发挥抗氧化作用，从而维持细胞膜结构完整性及细胞的正常功能，起到延缓衰老的作用。

2. 维护心肌和血管的健康　许多调查显示，血中硒含量高的地区人群心血管疾病发病率低；动物实验证实，硒对心肌纤维、小动脉及微血管的结构和功能有保护作用。

3. 对重金属有解毒作用　硒与金属有很强的亲和力，在体内与汞、砷、镉、铅等重金属结合形成金属硒蛋白复合物而解毒，并使重金属排出体外。

4. 其他　硒有调节甲状腺激素、促进生长发育、增强机体免疫力、保护视觉器官及抗肿瘤的作用。

（二）硒的缺乏与过量

1. 缺乏　硒的吸收率高低主要与膳食中硒的化学结构、溶解度有关。例如，硒代甲硫氨酸的吸收率大于无机形式的硒，溶解度大者吸收率较高。硒的吸收率大多在 50% 以上，故一般处于低硒地理环境的人群才容易发生硒缺乏。

（1）克山病　硒缺乏可导致以多发性灶状心肌坏死为主要病变的地方性心肌病，即克山病，主要表现为急性或慢性心功能不全和各种类型的心律失常，其易感人群为 2～6 岁的儿童和育龄妇女。

（2）大骨节病　目前认为低硒是大骨节病发生的环境因素之一，研究表明用亚硒酸钠与维生素 E 治疗儿童早期大骨节病有显著疗效。硒能改善大骨节病患者软骨蛋白多糖和胶原代谢，提高其代谢转化率，对防止病情恶化有较好效果。

（3）清除氧自由基和抗脂质过氧化能力下降　机体缺硒时，清除氧自由基和抗脂质过氧化能力下降，容易造成动脉内皮细胞损伤，易发生动脉粥样硬化、高血压等疾病。

2. 过量　硒摄入过多可致硒中毒，在一些高硒地区均有发生。例如，我国湖北恩施州和陕西紫阳县等地的地方性硒中毒，即与当地水体和膳食中含硒量高有关。主要表现为毛发脱落、指甲变形、肢端麻木、抽搐，甚至偏瘫，严重者可致死亡，有些患者还表现出腹痛、腹泻、呼出大蒜味气体等。

（三）硒的参考摄入量与食物来源

1. 参考摄入量　《中国居民膳食营养素参考摄入量》推荐成人膳食硒 RNI 为 60μg/d，可耐受最高摄入量（UL）为 400μg/d。

2. 食物来源　食物中硒含量随当地水质和土壤中硒含量的不同有较大差异，即使是同一品种的谷物或蔬菜，由于产地不同而硒含量也会有所不同。一般动物性食物，如肝、肾、肉类及海产品中含硒较为丰富，而蔬菜、水果含量较低。

目标检测

一、名词解释

1. 氨基酸模式　　2. 必需脂肪酸　　3. 蛋白质互补作用

4. 维生素　　5. 矿物质

二、单项选择题

1. 以下属于人体必需氨基酸的是（　　　）

A. 天冬氨酸、苯丙氨酸　　B. 亮氨酸、赖氨酸

C. 缬氨酸、精氨酸　　D. 苏氨酸、脯氨酸

E. 牛磺酸、甲硫氨酸

2. 以下属于食物蛋白质营养价值评价指标的是（　　　）

A. 食物蛋白质含量　　B. 蛋白质的利用率

C. 蛋白质的消化率　　　　D. 氨基酸评分

E. 以上都是

3. 以下哪种食物中蛋白质含量最高（　　　）

A. 肉类　　B. 奶类　　C. 水果　　D. 大豆　　E. 鱼类

4. 正常成人脂肪提供的热能应占全日总热能的（　　　）

A. 55%～65%　　　　　　B. 15%～20%

C. 20%～30%　　　　　　D. 11%～15%

E. 30%～40%

5. 我国人民膳食中热能的主要来源是（　　　）

A. 蛋白质　　　　　　　　B. 脂肪

C. 碳水化合物　　　　　　D. 维生素

E. 矿物质

6. 1千卡相当于千焦耳数为（　　　）

A. 4184　　　　　　　　　B. 4.184

C. 0.239　　　　　　　　　D. 239

E. 2390

7. 以下与基础代谢无关的因素是（　　　）

A. 年龄　　　　　　　　　B. 体型

C. 体力劳动强度　　　　　D. 气温

E. 清醒程度

8. 以下属于人体必需脂肪酸的是（　　　）

A. 花生四烯酸　　　　　　B. DHA

C. EPA　　　　　　　　　D. 亚油酸

E. 月桂酸

9. 人体维生素D缺乏会导致（　　　）

A. 骨质软化症　　　　　　B. 脚气病

C. 坏血病　　　　　　　　D. 癞皮病

E. 夜盲症

10. 食物中维生素C可增加（　　　）的吸收。

A. 钙　　　　　　　　　　B. 铁

C. 碘　　　　　　　　　　D. 锌

E. 钾

11. 眼干燥症是由于严重缺乏（　　　）引起的疾病。

A. 维生素A　　　　　　　B. 维生素B_1

C. 维生素C　　　　　　　D. 维生素D

E. 叶酸

12. 婴幼儿缺锌的症状主要有（　　　）

A. 枕秃　　　　　　　　　B. 味觉减退、食欲不振

C. 鸡胸　　　　　　　　　D. 免疫功能低下

E. 手足抽搐

13. 维生素C缺乏会导致哪种疾病（　　　）

A. 骨质软化症　　　　　　B. 脚气病

C. 坏血病　　　　　　　　D. 癞皮病

E. 夜盲症

14. 维生素B_2缺乏的体征之一是（　　　）

A. 脂溢性皮炎　　　　　　B. 周围神经炎

C. 腹泻　　　　　　　　　D. 牙龈疼痛、出血

E. 心肌炎

三、简答题

1. 试述食物蛋白质营养价值评价指标。

2. 简述膳食纤维的生理功能。

3. 简述人体能量消耗的主要途径。

4. 简述钙缺乏病的常见症状与体征。

5. 简述维生素A的主要生理功能及其缺乏症。

6. 简述膳食铁缺乏对人体的危害。

（季爱玲　李景辉）

第 **3** 章

食物的营养价值

食物是人类赖以生存的物质基础，是各种营养素和有益生物活性物质的主要来源。根据《中国居民膳食指南（2022）》，人体必需的基本食物分为五大类：第一类为谷薯类；第二类为蔬菜水果类；第三类为禽畜鱼蛋奶类；第四类为大豆坚果类；第五类为烹饪用的油盐。食物根据其性质和来源又可分为：①植物性食物，包括谷类、薯类、杂豆类、豆类、蔬菜类、水果类、坚果类等，主要提供能量、碳水化合物（糖类）、蛋白质、脂肪、大部分维生素和矿物质；②动物性食物包括肉类、鱼类、蛋类、奶类等，主要提供优质蛋白质、脂肪、脂溶性维生素、矿物质等；③各类食物的制品，用以上两类天然食物为原料加工的制品和精纯食品，如油、酒、糖、罐头及各种制成品。

食物营养价值是指某种食物所含营养素和能量能满足人体营养需要的程度。食物营养价值评定主要包括三个方面：一是食物中营养素的种类与数量。食物中所含营养素的种类齐全，含量丰富，营养素的构成比例与人体越接近，则该食物的营养价值越高。科学研究中分析食物中各种营养素含量可采用理化检测方法进行精确测定，而在评价居民膳食和制定食谱时，可用食物成分表对摄入食物的能量和各种营养素进行估算。二是食物中营养素质量的评定。在评价某一食物或某一营养素的营养价值时，营养素的质和量同样重要。营养素的质可通过被人体消化吸收、利用的程度来体现。三是营养质量指数（index of nutritional quality，INQ）。INQ 是常用以评价食物营养价值的简明指标，是指食物或膳食中含有各种营养素占推荐摄入量的百分比，与其能量占推荐摄入量的百分比之间的比值。INQ=1，表示该食物营养素与能量含量达到平衡；INQ>1，表明该食物营养素含量相对高于能量含量，营养价值较高；INQ<1，说明此食物中该营养素含量相对少于能量含量，营养价值较低，长期食用此食物，可能发生该营养素的不足或能量过剩。

过去，人们常通过食物中单一营养素含量来衡量食物的营养价值。实际上，在自然界迄今尚未发现有一种天然食物能完全满足人体所需要的能量和各种营养素，每种食物都各具特色，其营养价值的高低也是相对的。例如，谷类食物中碳水化合物、脂肪、热能的营养价值较高，但含赖氨酸较少，其蛋白质营养价值较低；奶类、蛋类的蛋白质营养价值较高，但铁含量较低；肉类中蛋白质、脂溶性维生素的营养价值较高，但脂肪中所含的大量饱和脂肪酸对血脂过高的人群不利。

食物除了营养作用外，还含有一些非营养的生物活性成分，这类物质对维护人体健康、调节生理功能和预防疾病发挥重要的作用。其中来自于植物性食物的生物活性成分，被称为植物化学物，主要包括多酚、类胡萝卜素、有机硫化物、萜类化合物、植物雌激素、植物固醇等，其功能主要有抑制肿瘤、抗氧化、免疫调节、抑制微生物、降低胆固醇等。

第 1 节　谷类、薯类及杂豆类

谷类、薯类和杂豆类是碳水化合物的主要来源。谷类包括大米（稻米）、小麦、大麦、玉米、高粱、小米、燕麦、莜麦、荞麦等。薯类包括马铃薯、甘薯、木薯等。杂豆类包括大豆以外的其他干豆类，如红小豆、绿豆、芸豆等。谷物根据其加工程度不同，可分为精制谷物和全谷物，全谷物的特点是保留了完整谷粒所具备的胚乳、胚芽和麸皮的营养成分。谷物是膳食的重要基础组成部分，人体每日摄入的

50%～65%的热能是由谷类食物提供的，谷类还是膳食纤维、B 族维生素、矿物质等营养素的重要食物来源。

一、谷 类

（一）谷粒的结构和营养素分布

谷粒由谷皮（谷壳）、糊粉层、胚乳和胚芽（胚）四部分组成。

1. 谷皮　谷皮是种子的最外层，又称谷壳，占种粒的 13%～15%，主要由膳食纤维、B 族维生素、矿物质和植物化学物组成，含较丰富的矿物质和脂肪，同时还含有一定量的蛋白质和维生素，不含淀粉。因谷皮不能被消化吸收，故在加工时被去掉。

2. 糊粉层　糊粉层紧贴着谷皮，属于胚乳的外层，占谷粒的 6%～7%，由厚壁的方形细胞构成，含有较多的蛋白质、脂肪、丰富的 B 族维生素及矿物质。此层营养素含量相对较高，但米面加工过细时，糊粉层易与谷皮同时混入糠麸中而损失掉。

3. 胚乳　胚乳是谷粒的中心部分，约占全粒重量的 83%，主要成分是淀粉和少量蛋白质，而脂肪、矿物质和维生素含量都相对很少。其中蛋白质含量靠近胚乳周围部分较高，越向胚乳中心，含量越低。

4. 胚芽　胚芽是种子发芽的地方，占谷粒的 2%～3%，含有蛋白质、脂肪、多不饱和脂肪酸、矿物质和维生素，其中维生素 B_1 和维生素 E 含量较高。胚芽质地较软而有韧性，不易粉碎，但在磨粉加工过程中因易与胚乳分离，混入糠麸中而损失掉，因此，谷类精加工后常因胚芽缺失造成营养价值的降低。

（二）谷粒的营养价值

由于品种、气候、土壤、肥料和加工方法等情况的不同，不同种类粮食之间营养素含量和组成相差很大。以大米、小麦为例，其主要营养素分析如下。

1. 碳水化合物　谷类食物的主要成分是淀粉，占 40%～70%，主要集中在胚乳的淀粉细胞内。此外，还含有少量纤维素和可溶性糖。淀粉经烹调加工后容易消化吸收，是机体最理想、最安全、最经济的能量来源。

2. 蛋白质　谷类含蛋白质 8%～12%。谷类蛋白质以醇溶蛋白和谷蛋白为主。谷粒外层蛋白质含量高，精加工米面较糙米、标准粉蛋白质含量要低，尤其是赖氨酸含量（主要存在于糊粉层）更低。在谷类蛋白质中，第一限制氨基酸为赖氨酸，第二限制氨基酸多为苏氨酸（玉米为色氨酸），所含必需氨基酸比例不适宜人体需要，其营养价值低于动物性食物，因此将多种谷类食物与富含赖氨酸的食物混合食用，可起到蛋白质互补作用；还可通过赖氨酸强化和改良谷物品种的方法，提高谷类蛋白质的营养价值，这对于以粮谷为主食的中国居民来说尤为重要。

3. 脂肪　谷类脂肪含量一般很低，占 1%～2%，仅玉米、小米和小麦可达 4%，小麦胚芽粉可达 10%。谷类脂肪主要集中在糊粉层和胚芽，加工时易转入糠麸中。谷类脂肪中多为不饱和脂肪酸，小麦、玉米的胚芽中不饱和脂肪酸占 80%以上，其中亚油酸约为 60%。

4. 维生素　谷类是 B 族维生素尤其是维生素 B_1、泛酸、烟酸（维生素 PP）的重要来源，大部分集中在谷皮、糊粉层和胚芽中，小麦胚芽中含有较多的维生素 E。谷类维生素 A、维生素 D、维生素 C 的含量非常低，几乎没有。谷类碾磨加工的方法和程度可影响其维生素的含量，一般精白米面中的维生素只有原谷粒含量的 10%～30%。

5. 矿物质　谷类矿物质含量为 1.5%～3%，主要是磷、钙，大多分布在谷皮和糊粉层中，在加工过程中极易丢失。同时，谷类还含有一定量植酸，植酸是影响膳食中钙、铁和锌等元素吸收与利用的重要因素。植酸能与矿物质形成不溶性植酸盐，导致矿物质很难被人体消化吸收。谷类含铁很少，且吸收率低。因此，谷类矿物质的营养价值比较低。

（三）加工烹调及储存对谷类营养价值的影响

1. 谷类加工　谷类加工的目的是通过适当的碾磨除去杂质和谷皮，使其呈粉状或粒状，增进感官性状，提高消化吸收率。但是谷类的加工对原料的营养价值都会有一定的影响。粮谷类经碾磨加工后，谷皮和大部分糊粉层都随米糠被去掉，由于谷粒所含维生素（B 族）、矿物质和蛋白质（特别是赖氨酸）都主要集中在糊粉层和胚芽，所以粮谷若碾磨过分精细，会使营养素严重损失，营养价值大大降低，见表 3-1。

表 3-1　不同出粉率小麦粉样品的 B 族维生素含量（mg/100g）

出粉率	维生素 B_1	维生素 B_2	维生素 B_6	烟酸	总量
35%	0.41	—	0.48	—	0.89
40%	0.39	—	0.44	—	0.83
50%	0.43	—	0.50	—	0.93
60%	0.44	—	0.58	0.45	1.47
70%	0.41	—	0.56	0.56	1.53
80%	0.54	0.74	0.77	0.75	2.80
90%	0.57	0.85	0.86	0.82	3.10
97%	0.62	0.96	0.97	0.98	3.53

脚气病发生的主要原因是长期食用加工过细的白米面，而其他膳食中维生素 B_1 又不能满足机体的需要。反之，谷类食物加工过分粗糙，不但感官性状不好，而且纤维素和植酸含量过高，对蛋白质和矿物质的消化吸收也会产生不利影响。因此，谷类加工的原则是既要改善谷类的感官性状，提高其消化吸收率，又要最大限度地保留其营养成分。

2. 谷类烹调　烹调的目的主要是改善食物的感官性状，促进消化吸收，并杀灭其中可能存在的有害微生物，如烹调使纤维素变软，增加了谷类主要成分淀粉的适口性等。但烹调过程也会使谷类食物中的一些营养素遭到破坏和损失，应注意烹调方法的科学性，淘米可损失维生素 B_1 30%～60%、维生素 B_2 和烟酸 20%～25%、矿物质 70%、蛋白质 15.7%、脂肪 42.6%、碳水化合物 2%，且各营养素的损失程度将随搓洗次数增多、浸泡时间延长和水温升高而加重，所以淘米时应注意尽量使用凉水，减少淘米次数和时间，不要用力搓洗，去除泥沙即可，淘米之后不要浸泡，若浸泡，应将浸泡的水和米一同下锅煮饭。

加热会使大量的维生素（主要是 B 族维生素）、矿物质、蛋白质、碳水化合物和脂肪等营养素溶于米汤中，所以米汤含有丰富的营养素，不应废弃。建议采用焖锅或生米直接蒸饭法，少用去除米汤的捞饭法。

面食的烹调方法很多，不同的烹调方法造成面食中营养素（特别是 B 族维生素）的损失差别很大。例如，蒸、煮、烙、烤时，B 族维生素损失相对较少，加碱和高温油炸，维生素 B_1 全部损失，维生素 B_2 和维生素 PP 也损失 50%左右；维生素 B_1 在碱性环境中易被破坏，而制作大多数的面点、面条时都要加入适量的碱，故加碱蒸煮和油炸的方法应尽量避免。食物在焙烤过程中，蛋白质中赖氨酸的 ε-氨基和羰基化合物（特别是还原性糖）发生反应生成褐色物质，称为美拉德反应（Maillard reaction），可使赖氨酸失去效能，因此，应注意焙烤温度和糖的用量。

3. 谷类储存　在适宜的条件下，谷类可长时间储存而质量变化不大。种子是有生命的细胞，温度高、湿度大可造成谷物自身酶活性（特别是胚芽中）增强和污染微生物的生长，使营养素被破坏，甚至谷物霉烂，失去食用价值。故谷类应储存于避光、通风、干燥和阴凉的环境中。

稻田里的守望者——袁隆平

袁隆平（1930年9月7日～2021年5月22日），男，汉族，无党派人士，江西德安人，国家杂交水稻工程技术研究中心、湖南杂交水稻研究中心原主任，湖南省政协原副主席，中国工程院院士，第五届全国人大代表，第六、七、八、九、十、十一、十二届全国政协委员。袁隆平一生致力于杂交水稻技术的研究、应用与推广，创建了超级杂交稻技术体系，为我国粮食安全、农业科学发展和世界粮食供给作出了杰出贡献。

二、薯　类

常见的薯类包括马铃薯（土豆）、甘薯（红薯、山芋）、芋头、山药和木薯。我国大多数居民的饮食中常将马铃薯、山药和芋头作为蔬菜食用。薯类碳水化合物含量为25%左右，蛋白质、脂肪含量较低；薯类中的维生素C含量较谷类高；马铃薯中钾的含量非常丰富，酚类化合物含量较高，多为酚酸物质，包括水溶性的绿原酸、咖啡酸、没食子酸和原儿茶酸；甘薯中的β-胡萝卜素含量比谷类高，还含有丰富的膳食纤维。山药块茎主要含山药多糖（包括黏液质及糖蛋白）、胆甾醇、麦角甾醇、油菜甾醇、β-谷甾醇、多酚氧化酶、植酸等多种活性成分，这些化学成分是山药营养价值和生物活性作用的物质基础。

三、杂　豆　类

杂豆类包括大豆以外的其他干豆类，主要有豌豆、蚕豆、绿豆、鹰嘴豆、红小豆和芸豆等。其碳水化合物占50%～60%，主要以淀粉形式存在；蛋白质仅占20%左右，含量低于大豆；脂肪含量低，约1%，其营养素含量与谷类更接近。杂豆类中蛋白质的氨基酸模式比谷类好。由于杂豆类淀粉含量较高，可以制作成粉条、粉皮、凉皮等，这些产品大部分蛋白质被去除，故其营养成分以碳水化合物为主，如粉条含淀粉90%以上，而凉粉含水95%，碳水化合物含量为4.5%。

蚕豆病

蚕豆病是一种以溶血性贫血为主要特征的疾病，其症状包括体衰、乏力、苍白、黄疸及血红蛋白尿（呈酱油色）等，主要发生在地中海地区的居民中，儿童易患。2/3的患者与食用新鲜蚕豆有关，故名"蚕豆病"。发病机制尚未完全弄清，目前认为是患者红细胞中缺乏6-磷酸葡萄糖脱氢酶，进食蚕豆、蚕豆制品或接触蚕豆花粉后，会引起红细胞破坏加速，产生急性溶血性贫血。

不同人群谷薯类食物建议摄入量							
食物类别	单位	幼儿（岁）		儿童青少年（岁）			成年人（岁）	
		2～	4～	7～	11～	14～	18～	65～
谷类	g/d	85～100	100～150	150～200	225～250	250～300	200～300	200～250
	份/天	1.5～2	2～3	3～4	4.5～5	5～6	4～6	4～5
其中全谷物和杂豆	g/d	适量		30～70		50～100	50～150	50～150
薯类	g/d	适量		25～50		50～100	50～100	50～75
	份/周	适量		2～4		4～8	4～8	4～6

第2节 大豆类及其制品、坚果类

大豆按种皮的颜色可分为黄豆、黑豆、青豆；豆制品是由大豆等原料制作的发酵或非发酵食品，包括豆浆、豆腐脑、豆腐、豆腐干、千张、豆腐乳、豆芽等。大豆营养价值高，富含优质蛋白质、脂肪和钙，是膳食中优质蛋白质的重要来源。

一、大豆类及其制品的营养价值

（一）大豆类

1. 蛋白质 大豆类蛋白质的含量较高，一般为22%～37%，是一般粮谷类的4～6倍，其中黑豆的蛋白质含量可达50%以上。大豆类蛋白质含有人体需要的全部氨基酸（只有甲硫氨酸含量略低），其组成与动物蛋白相似，属完全蛋白质，是最好的植物优质蛋白，尤其赖氨酸含量较多，是赖氨酸含量较少的谷类的理想互补食物。另外，大豆类蛋白质富含天冬氨酸、谷氨酸和微量胆碱，对脑神经系统有促进发育和增强记忆力的作用。

2. 脂肪 脂肪含量为15%～20%，以黄豆和黑豆最高，常作为食用油原料。其中不饱和脂肪酸约占85%，必需脂肪酸含量丰富（亚油酸51.7%～57%，亚麻酸2%～10%），抗氧化能力强，是防治冠心病、高血压、动脉粥样硬化等疾病的理想食物，大豆油是少有的优质食用油。此外，尚有1.64%左右的磷脂和抗氧化能力较强的维生素E。

3. 碳水化合物 大豆中碳水化合物含量较谷类低，占30%～37%，其组成比较复杂，其中一半是人体可利用的淀粉、阿拉伯糖、半乳聚糖和蔗糖；另一半存在于大豆细胞内，为人体不能消化、吸收和利用的寡糖，如棉籽糖、水苏糖，但其可在大肠内成为细菌的营养来源，被细菌发酵产气后引起肠胀气。

4. 矿物质 大豆中含有丰富的钾、钙、铁，其中钾含量为1200～1500mg/100g。但由于抗营养因子的存在，钙、铁的消化吸收率并不高，经加工成豆制品后可破坏抗营养因子。因此，豆制品是儿童和老人膳食中钙的良好来源。

5. 维生素 大豆含有丰富的维生素 B_1、维生素 B_2、烟酸和维生素E。而干豆类几乎不含维生素C，但发芽成为豆芽后，其含量明显提高。

（二）豆制品

影响大豆消化率的两大因素是抗胰蛋白酶和纤维素。豆制品在加工过程中一般要经过浸泡、细磨、加热等处理，使其中的抗胰蛋白酶被破坏，大部分纤维素被去除，因此，消化率明显提高。整粒熟大豆的蛋白质消化率仅为65.3%，加工成豆浆后可达84.9%，豆腐可达92%～96%，见图3-1，豆制品的营养素种类在加工前后变化不大，见表3-2。豆浆在蛋白质供给上与鲜乳相当，含铁丰富，但因水分增多，其他营养素含量相对较少。

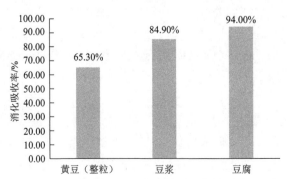

图3-1 豆类及其制品加工后的消化吸收率

大豆中的抗营养因子及其消除方法

大豆中含有一些对人体有害的抗营养因子，应采取有效措施去除。

（1）蛋白酶抑制因子　妨碍蛋白质的消化吸收，湿热处理可使其失去活性。大豆浸泡 4h，再用常压蒸汽蒸 30min 可去除。

（2）胀气因子　大豆中的水苏糖和棉籽糖在肠道微生物作用下发酵产生气体，造成胀气，引起消化不良、腹胀和肠鸣等症状，大豆加工成豆制品后可将其去除。

（3）植酸　植酸与锌、钙等结合，形成不可溶的螯合物，影响矿物质的吸收利用。在 pH4.5～5.5 的溶液中浸泡，可使植酸溶解 35%～75%；制成豆芽，可使植酸酶活性增强，植酸被分解。

（4）豆腥味　豆腥味是豆类脂肪经脂肪氧化酶作用形成挥发性醇、醛或酮、酸类等异味化合物所致。于 95℃加热 10～15min 可去除豆腥味。

豆芽一般是以大豆作为原料制作的，在发芽前几乎不含维生素 C，但发芽过程中，其所含的淀粉水解为葡萄糖，可进一步合成维生素 C，发芽后第 6～7d 时维生素 C 含量最高，是维生素 C 的良好来源。

表 3-2　豆制品的营养成分（以每 100g 可食部计）

	蛋白质（g）	脂肪（g）	碳水化合物（g）	维生素 A（μgRE）	维生素 B₁（mg）	维生素 B₂（mg）	维生素 C（mg）
豆浆	3	1.6	1.2	—	0.02	0.02	0.00
豆腐	9.2	8.1	3	—	0.05	0.02	0.00
豆豉	24.1	0	42.7	0	0.02	0.09	0.00
黄豆芽	4.5	1.6	4.5	3	0.04	0.07	8
绿豆芽	1.7	0.1	2.6	1	0.02	0.02	4

豆类及其制品的选择

在选择豆类及其制品时，主要通过观察其色泽、组织状态，嗅闻其气味和品尝其滋味来进行辨别。一般次品的色泽会发生改变，手摸有发黏的感觉，气味和滋味也有不同程度改变。优质豆芽应该是顶芽大，须根长而自然，茎体瘦小；根部呈白色或淡褐色，头部显淡黄色，色泽鲜艳；芽身挺直，长短合适，芽脚不软，组织结构脆嫩，无烂根、烂尖现象；凑近可闻到一股豆芽固有的鲜嫩气息，无异味。质量好的豆浆的色泽为乳白或淡黄色，有光泽，香味平淡，有焦糊味或豆腥味为次品。

二、坚果类的营养价值

坚果是以种仁为食用部分，因外覆木质或革质硬壳，故又称硬果。主要品种有花生、核桃、葵花籽、栗子、杏仁、榛子和松子等。

坚果的蛋白质含量为 12%～22%，有些坚果的蛋白质含量高，如西瓜子和南瓜子的蛋白质含量达30%以上。坚果中蛋白质的必需氨基酸种类齐全、结构合理。坚果含脂肪 30%～78%，其脂肪酸绝大部分是不饱和脂肪酸，如油酸、亚油酸和亚麻酸。坚果中单不饱和脂肪酸含量较高，占总脂肪酸的比例较大，杏仁、夏威夷果和开心果分别为 71%、82%和 68%，花生仁、松子仁和南瓜子分别为 38%、40%和37%。坚果中碳水化合物的含量少，多低于 15%，但栗子、腰果、莲子中可达 45%以上。坚果是维生素E 和 B 族维生素的良好来源。坚果中锌、硒、铁的含量较高。

第3节　蔬菜和水果

蔬菜和水果是某些维生素和矿物质的主要来源，其中还含有较多的纤维素、果胶和有机酸，能刺激胃肠蠕动和消化液的分泌，因此对增强食欲和促进食物消化吸收起着重要的作用。维生素 C 在粮谷类和动物性食品中含量较少，主要由蔬菜和水果供给，因此，蔬菜和水果是维持人体健康必需的食物。

一、蔬菜的营养价值

蔬菜按其结构和可食部分不同，可分为叶菜类、根茎类、瓜茄类、鲜豆类和菌藻类，所含的营养成分因种类不同，差异较大。

（一）蔬菜的营养成分

1. 叶菜类　叶菜类主要包括白菜、菠菜、油菜、韭菜、芹菜、苋菜、空心菜、小白菜、雪里蕻（雪里红）等，主要提供维生素 C、维生素 B_2、胡萝卜素、矿物质（钾、钙、磷、铁）及膳食纤维，并有较多的叶酸和胆碱。其中，含维生素 C 最丰富的有小白菜和菠菜等，一般维生素 C 与色素含量平行存在，即色素越鲜艳含维生素 C 越多；钙含量最为丰富的是芹菜、油菜和雪里蕻等，菠菜、苋菜等虽然含钙丰富，但其中的草酸易与钙结合成不溶性草酸钙，因而影响钙的吸收。儿童膳食中应尽量避免食用草酸含量过高的蔬菜。蔬菜中蛋白质含量较低，一般为 1%～2%；脂肪含量不足 1%；碳水化合物含量为 2%～4%；膳食纤维约为 1.5%。

2. 根茎类　根茎类主要包括萝卜、马铃薯、甘薯、藕、山药、芋头、葱、蒜、竹笋等。根茎类蛋白质含量为 1%～2%，脂肪含量不足 0.5%，碳水化合物含量相差较大，低者约 5%左右，高者约 15%～25%，如马铃薯、甘薯、芋头、藕等因富含淀粉，故被称为"植物面包"。根茎类膳食纤维含量较叶菜类低，约为 1%。胡萝卜富含胡萝卜素，还含有木质素，具有防癌、降压作用。硒的含量以大蒜、芋头、洋葱等最高。

3. 瓜茄类　瓜茄类包括冬瓜、南瓜、丝瓜、黄瓜、茄子、番茄（西红柿）、辣椒等。瓜茄类因水分含量高，营养素含量相对较低：蛋白质含量为 0.4%～1.3%，脂肪微量，碳水化合物含量为 0.5%～3.0%，膳食纤维含量为 1%左右。辣椒、苦瓜中维生素 C 含量较高，番茄中的维生素 C 含量低，但因其本身含有机酸，能保护维生素 C 不易被破坏，且日常摄入量较多，故是人体维生素 C 的良好来源。胡萝卜素含量以辣椒、南瓜、番茄为最高。在辣椒中还含有丰富的硒、铁和锌，故辣椒是一种营养价值较高的食品。

4. 鲜豆类　鲜豆类包括毛豆、豇豆、四季豆、扁豆、豌豆等。与其他蔬菜相比，鲜豆类营养素含量相对较高：蛋白质含量为 2%～14%，平均约 4%，能与谷类蛋白质起到互补作用；脂肪含量低，除毛豆外，均在 0.5%以下；糖类为 4%左右，膳食纤维为 1%～3%；胡萝卜素、维生素 B_1、钾、钙、铁、锌、硒、磷的含量均比其他蔬菜高，其中铁易被人体吸收利用。铁的含量以刀豆、蚕豆、毛豆最高；硒的含量以玉豆、龙豆、毛豆、豆角和蚕豆最高。维生素 B_2 的含量与绿叶蔬菜相似。所以，鲜豆类是营养丰富的蔬菜，应提倡大量种植。鲜豆类常含有一种有毒的皂素，食用未熟透的鲜豆类，可能发生中毒，因此烹调时务必充分加热熟透，破坏其中的毒素，以防中毒。

5. 菌藻类　食用菌类食物（如口蘑、香菇、木耳、草菇等）含有蛋白质、多糖、维生素 D 的前体物质麦角固醇等；藻类（如紫菜、海带）富含碘。

（二）蔬菜的合理利用

1. 合理选择　蔬菜含有丰富的水溶性维生素，除维生素 C 外，一般叶部含量比根茎部高，嫩叶含量比枯叶高，深色叶菜含量比浅色叶菜高，深色蔬菜应占蔬菜总量的 1/2。维生素 C 对氧敏感，易被氧化失活，因此，在选择时，应注意选择新鲜、颜色较深的蔬菜；同时，应尽量选择当季蔬菜。

2. 合理加工与烹调 为避免维生素氧化破坏，蔬菜存放时间不宜过长，勿在日光下暴晒，烹调后应尽快连汤带菜吃，并避免反复加热；因蔬菜所含维生素和矿物质易溶于水，所以宜先洗后切，避免长时间浸泡，尤其要避免将切碎的蔬菜长时间浸泡、丢弃汤汁并挤去菜汁的做法；烹调时要尽可能做到急火快炒，这样不仅可以减少维生素的损失，还可促进绿叶蔬菜中胡萝卜素的吸收；烹调时加少量淀粉，淀粉中的谷胱甘肽能有效保护维生素 C；凉拌生食时，在制作过程中加醋可减少维生素 C 的损失。

二、水果的营养价值

水果可分为鲜果、干果。水果与蔬菜一样，含有大量的水分，主要提供维生素和矿物质，含有多种有机酸和果胶。

（一）水果的主要营养成分

新鲜水果是维生素 C 的主要来源，酸枣、柠檬、草莓、橙子、柑橘、柿子、柚子、山楂等含有丰富的维生素 C。胡萝卜素含量丰富的水果有柑橘、杏、山楂、枇杷和芒果，其中芒果含量最高。富含铁的水果有桃、李、杏等。水果所含的矿物质种类多、含量高（如钾、钠、钙、铁、铜、镁等），有利于维持体液的酸碱平衡。水果中的有机酸、果胶和纤维素可促进消化液的分泌，刺激胃肠蠕动，有助于食物的消化吸收和排泄。

水果中蛋白质、脂肪含量均不超过 1%，碳水化合物含量差异较大，低者可达 6%，高者可达 28%，且主要以双糖或单糖形式存在，所以食之甘甜。

水果干是新鲜水果经过加工晒干制成，如葡萄干、杏干、蜜枣和柿饼等。由于加工的影响，维生素损失较多，尤其是维生素 C。但干果易于储运，并别具风味，有一定的食用价值。

（二）水果的合理利用

水果除含丰富的维生素和矿物质外，还含有大量的非营养物质，可以防病治病，也可致病，食用时应注意。例如，梨有清热降火、清肺去燥等功能，对于呼吸系统疾病患者出现的咽干喉痛、痰多黏稠等有辅助疗效，但产妇、胃寒和脾虚泄泻者不宜食用；又例如，红枣可增加机体抵抗力，对体虚乏力、贫血者适用，但龋齿疼痛、下腹胀满、大便秘结者不宜食用；杏仁中含有杏仁苷，柿子中含有柿胶酚，食用不当可引起食物中毒、溶血性贫血、消化性贫血、消化不良、柿结石等疾病。

水果以生食为主，不受烹调加热的影响。但在加工成制品，如果脯、干果、果汁、果酱、水果罐头等时，其中的维生素和矿物质，特别是维生素 C 将有不同程度的损失，而在适当的加工条件下，柑橘汁等酸性果汁中的维生素 C 可以得到较好的保存。因此，除柑橘类和山楂等酸味水果外，富含维生素 C 的水果应生食。

链接

坏血病与维生素 C

1519 年，葡萄牙航海家麦哲伦率领远洋船队从南美洲向太平洋出发。3 个月后，船员们出现皮肤上紫色血斑、流鼻血、牙龈出血、牙根外露、浑身无力等情况，待船到达目的地时，原来 200 多名船员，活下来的只有 35 人，当时的人们找不出出血的原因。1734 年，在开往格陵兰的海船上，有一个船员得了严重的坏血病，当时这种病无法医治，其他船员只得把他抛在一个荒岛上。他苏醒过来后，用野草充饥，几天后他的坏血病竟不治而愈了。1747 年，英国海军军医 Lind 总结了前人的经验，建议海军和远征船队的船员在远航时要多吃橘子和柠檬，1795 年柠檬汁被列入英国海军口粮中，从此，坏血病在远航船队中消失了。

第4节 奶类及奶制品

奶类是指动物的乳汁，经常食用的是牛奶和羊奶，有时也包括人乳，其中牛奶是良好的钙源，同时还能提高机体免疫力、降低胆固醇、防治动脉粥样硬化、抗胃溃疡等。奶类经杀菌、浓缩、发酵等不同工艺可制成巴氏杀菌奶、灭菌奶、调制奶、奶粉、炼乳和发酵乳等。

一、奶类的营养价值

（一）蛋白质

牛奶中蛋白质含量为 3%~4%，较羊奶（1.5%）和人乳（1.3%）高，消化吸收率为 87%~89%，其必需氨基酸含量及构成比例与鸡蛋近似，生物学价值为 85，仅次于蛋类，属优质蛋白质。牛奶中的蛋白质主要有三种，即酪蛋白、乳清蛋白和球蛋白，其中酪蛋白占 80%，乳清蛋白约占 15%，其构成比例与人乳的组成（乳清蛋白含量 60%以上）恰好相反，不适合婴幼儿生长发育的需要，但可利用乳清蛋白改变其构成比例，调制成近似母乳的婴儿食品；若单纯用牛奶喂养婴儿，因蛋白质含量较高，应以米汤稀释并添加适量蔗糖，以提供足够热能。牛奶中赖氨酸含量较高，能补充谷类蛋白质中赖氨酸的不足。

（二）脂肪

奶类中脂肪含量为 3%~4%，呈较小的微粒，高度分散于乳浆中，易于消化，吸收率高达 97%。脂肪提供的能量占牛奶供能的一半。乳脂中熔点低的油酸含量占 30%，亚油酸和亚麻酸分别占 5.3% 和2.1%，含有少量的胆固醇和卵磷脂。

（三）碳水化合物

奶类中所含碳水化合物主要是乳糖。人乳中乳糖的含量为 7.0%~7.86%，高于牛奶（含量 4.6%~4.7%）。乳糖有调节胃酸，促进消化腺分泌、胃肠道蠕动和钙吸收的作用，还能促进肠道中乳酸杆菌的繁殖，抑制腐败菌生长。乳糖在人体内经乳糖酶的作用分解成葡萄糖和半乳糖后被人体吸收，半乳糖有利于幼儿脑细胞发育。若体内缺乏乳糖酶或乳糖酶含量低，乳糖不能被分解吸收，则进入肠道被肠道发酵产酸、产气，导致乳糖不耐症的发生。

（四）矿物质

奶类中矿物质含量丰富，富含钙、磷、钾。其中钙、磷含量最高，100ml 牛奶中含钙 110mg，并有维生素 D、乳糖等促进钙吸收的因子，使钙的吸收利用率高，所以牛奶是膳食中钙的最佳来源；但铁的含量很低，为 0.1~0.2mg/100ml，属贫铁食品。因此，人工喂养婴儿，如以牛奶喂养的婴儿，应注意补铁。此外，奶类中还含有多种微量元素，如铜、锌、碘、锰等。

（五）维生素

牛奶中含有人体所需的各种维生素。维生素 B_2 和维生素 A 含量较多，但维生素 C 和维生素 D 很少。牛奶中维生素的含量，随乳牛饲养条件和季节而变化，当吃青饲料时，其维生素 A 和维生素 C 的含量较秋冬季喂食干饲料时有明显增加；夏季日照多时，维生素 D 含量有所增加。

二、奶制品的营养价值

奶制品主要包括奶粉、炼乳、酸奶等。因加工工艺不同，奶制品营养成分有很大差异。

（一）奶粉

奶粉是鲜奶经脱水干燥制成的粉。根据食用目的，可制成全脂奶粉、脱脂奶粉、调制奶粉等。全脂奶粉是将鲜奶消毒，脱水 70%～80%，并干燥成粉。一般全脂奶粉的营养成分约为鲜奶的 8 倍。干燥方法主要有两种：①喷雾干燥法，将浓缩奶加高压喷入干燥室内，变成雾状粉粒即成。此法所制奶粉粒小均匀，溶解度高，一般在 95%～97%，无异味，营养成分损失少，营养价值较高。②热滚筒法，使浓缩奶流经高温滚筒（108～110℃），干燥后粉碎过筛。热滚筒法所制奶粉因受热温度高，颗粒较大不均匀，溶解度小，且营养素损失较多，已逐渐被喷雾干燥法所代替。

脱脂奶粉是先离心分出奶油后再经上述干燥方法制成的奶粉。此种奶粉含脂肪一般不超过 1.3%，脱脂过程使脂溶性维生素损失较多，其他营养成分变化不大。脱脂奶粉一般供腹泻婴儿、消化能力弱的胃肠道患者、高脂血症老年人食用。

调制奶粉又称人乳化奶粉，是以牛奶为基础，参照人乳组成的模式或某种特殊需要，进行调整和改善而制成的奶粉。最多见的是婴儿配方奶粉，与人乳相比，调制婴儿奶粉主要是减少了牛奶粉中酪蛋白、三酰甘油、钙、磷、钠的含量，保证矿物质的适宜平衡，同时添加了乳清蛋白、亚油酸和乳糖，并强化了维生素 A、维生素 D、维生素 B_1、维生素 B_2、维生素 C、叶酸和微量元素铁、铜、锌、锰等。

（二）炼乳

炼乳为浓缩奶的一种，分为淡炼乳和甜炼乳。新鲜奶经巴氏消毒并匀质后，低温真空条件下浓缩至原有的 1/3，再经灭菌而成的奶制品，称淡炼乳。淡炼乳因受加工的影响，赖氨酸和维生素 B_1 遭受一定的破坏，因此常用维生素加以强化，其按适当的比例稀释后，营养价值基本与鲜奶相同。淡炼乳在胃酸作用下，可形成凝块，便于消化吸收，适合婴儿和鲜奶过敏者食用。甜炼乳是在鲜奶中加约 15% 的蔗糖后按上述工艺制成，其中糖含量可达 45% 左右，利用其渗透压的作用可抑制微生物的繁殖。因炼乳糖分过高，需经大量水冲淡，蛋白质和矿物质含量仅为鲜奶的一半，营养素比例不符合婴儿的营养要求。

（三）酸奶

酸奶是消毒鲜奶中接种乳酸杆菌后在 30℃ 左右环境中经 4～6h 发酵而成。酸奶中除部分乳糖转变成乳酸外，其余营养成分与鲜奶相近。酸奶发酵后，游离氨基酸和肽含量增加，更易被人体消化吸收；酸奶中乳糖减少，使"乳糖不耐症"的人易于接受；酸奶酸度增加有利于保护维生素 C 和 B 族维生素，促进钙的吸收，使叶酸、胆碱含量增加。另外，乳酸菌进入肠道可抑制一些腐败菌的繁殖，调整肠道菌群，防止胺类等腐败物质对人体的不良作用。因此，酸奶适于消化不良的婴幼儿、老年人及乳糖不耐症的人食用。

三、奶类及奶制品的合理利用

奶类及奶制品应避光保存，以保护其中的维生素。研究表明，鲜牛奶经日光照射 1min 后，B 族维生素很快消失，维生素 C 也所剩无几；即使在微弱的阳光下照射 6h，B 族维生素也仅剩一半，而在避光器皿中保存的牛奶不仅维生素没有损失，还能保持牛奶特有的鲜味。

第 5 节　畜禽肉及水产动物类

畜禽肉及水产动物类含有大量的优质蛋白质、丰富的脂肪、矿物质和维生素，具有很高的营养价值。

一、畜禽肉的营养价值

畜禽肉包括畜肉和禽肉，畜肉主要有猪、牛、羊、兔等的肌肉、内脏及其制品；禽肉有鸡、鸭、鹅等的肌肉及其制品。

（一）蛋白质

肉类的蛋白质含量为10%~20%，主要存在于肌肉组织中。肉类氨基酸组成比例与人体组织蛋白接近，故具有很高的生物学价值，属于优质蛋白质。肉类中的含氮浸出物是肉类味道鲜美的主要原因。

（二）脂肪

肉类的脂肪含量因动物种类和部位的不同而有很大差异。一般畜类瘦肉含脂肪10%~30%；禽肉和内脏多在10%以下；肥肉中脂肪可达50%~80%，高于瘦肉。畜类脂肪以饱和脂肪酸为主，熔点较高，不易被分解消耗；禽肉脂肪熔点低，易于消化吸收。胆固醇多存在于动物内脏，含量从高到低依次约为：脑2000mg/100g，内脏200mg/100g，肥肉109mg/100g，瘦肉80mg/100g。

（三）碳水化合物

肉类的碳水化合物含量都很低，为1%~3%，禽类比畜类低，主要以糖原的形式存在于肌肉和肝脏中。

（四）矿物质

肉类的矿物质含量为0.8%~1.2%，以铁、磷较多，还含一定量的硫、钾、钠、铜，含量从高到低依次为内脏、瘦肉、肥肉。其中肝脏铁、铜、锌、硒含量丰富；猪肾和牛肾的硒含量是其他一般食品的数十倍；畜禽肉的铁含量主要以动物肝脏和血最为丰富，且肉类中的铁主要以血红素形式存在，生物利用率高，是膳食铁的良好来源。

（五）维生素

肉类含有多种维生素，以脂溶性维生素和B族维生素为主，内脏高于肌肉，肝脏含量最高，尤其富含维生素A和维生素D。

二、水产动物类的营养价值

水产动物类食品主要是各种鱼类，还包括虾、蟹、贝壳等水产品。它们都是蛋白质、矿物质和维生素的良好来源。

（一）蛋白质

鱼类的蛋白质含量为15%~25%，利用率可达85%~90%，必需氨基酸含量和构成比例高于畜禽肉，其中甲硫氨酸、苏氨酸和赖氨酸含量较丰富，是优质蛋白质的良好来源。鱼肌纤维细短，间质较少，水分含量高，故肌肉组织柔软细嫩，比畜禽肉更易消化。鱼汤中含氮浸出物较多，味道鲜美，冷却后成陈（凝胶）。

（二）脂类

鱼类脂肪的含量一般为3%~5%，多由不饱和脂肪酸组成。不饱和脂肪酸约占60%以上，主要是二十碳五烯酸（EPA）和二十二碳六烯酸（DHA），海鱼中不饱和脂肪酸可高达70%~80%，熔点低，消化吸收率达95%左右。鱼肉中的不饱和脂肪酸对防治动脉粥样硬化和冠心病有较明显的效果。鱼肉中胆固醇含量一般为100mg/100g左右，鱼子、虾子和蟹黄中的胆固醇含量高达354~940mg/100g。

（三）碳水化合物

鱼类的碳水化合物含量低，约为 1.5%，主要以糖原形式存在。

（四）矿物质

鱼类的矿物质含量为 1%～2%，稍高于畜禽肉。其中磷含量最高，其次是钙、钠、氯、钾、镁等。钙的含量较畜禽肉高，为钙的良好来源，如虾皮含钙 1000mg/100g 左右。此外，海产品中还含有丰富的碘。

（五）维生素

鱼类是维生素 A 和维生素 D 的良好来源，海鱼的肝脏是生产药用鱼肝油的主要原料，鱼类肌肉中含有较多的维生素 B_1、维生素 B_2、维生素 PP。但有些鱼肉中还含有硫胺素酶，当其未变性时可破坏维生素 B_1，故应避免生食，须彻底加热，且在新鲜时烹调食用为宜。

> **链接**
>
> ## 河 鲀 毒 素
>
> 　　河鲀毒素是一种强烈且性质较稳定的神经毒素，盐腌、日晒、煮沸等均不能使之破坏，主要存在于河鲀的卵、卵巢、肝脏、血液、肠道和皮肤中，新鲜洗净的河鲀肌肉可视为无毒，但河鲀死后，其内脏毒素会逐渐进入体液并渗入肌肉，让肌肉带毒。春季因卵巢发育，其毒性最强。故河鲀鱼虽肉质细嫩，味道鲜美，但不要"拼死吃河鲀"。

第6节　蛋类及其制品

蛋类及其制品主要包括鸡、鸭、鹅和鹌鹑蛋和加工制成的咸蛋、松花蛋等，尤以鸡蛋产量最大，食用最普遍。蛋类的营养较全面、均衡，且容易消化吸收，食用方便，是理想的天然食品。

一、蛋类及其制品的营养价值

蛋类的结构基本相似，主要由蛋壳、蛋清和蛋黄三部分组成，各种禽蛋的营养成分大致相同。

1. 提供最优质的蛋白质　全蛋的蛋白质含量为 13%～15%。鸡蛋蛋白质不但含有人体所需的各种氨基酸，且富含甲硫氨酸，其构成比例与人体所需必需氨基酸模式很接近，生物学价值达 95 以上，为天然食物中最理想的优质蛋白质。在进行各种食物蛋白质的营养价值评定时，常以全蛋蛋白质作为参考蛋白。

2. 脂类　全蛋的脂肪含量为 11%～15%，蛋清中含量极少，约 98%集中在蛋黄内，蛋黄中还含有丰富的卵磷脂和胆固醇，特别是胆固醇，可达 1510mg/100g，是猪肝的 7 倍、肥猪肉的 17 倍。蛋类加工成咸蛋或松花蛋后，胆固醇含量无明显变化，故蛋类是含胆固醇较多的常用食物之一。蛋黄中的卵磷脂是一种强乳化剂，能使血浆中胆固醇和脂肪颗粒变小并保持悬浮状态，有利于透过血管壁为组织吸收利用，从而降低血浆胆固醇。

3. 碳水化合物　全蛋的碳水化合物含量为 1%～3%，蛋黄略高于蛋清。

4. 矿物质　蛋类所含矿物质主要为钙、铁和磷，此外还含有钾、镁、钠、硅等。铁的含量虽较高，但因与蛋黄中的卵黄磷蛋白结合，影响其消化吸收率，生物利用率仅为 3%；钙主要存在于蛋壳中，其余矿物质大部分集中在蛋黄。咸蛋的矿物质含量明显提高，其中钠的含量比未加工的鲜蛋高出 20 余倍。

5. 维生素　蛋类的维生素主要集中在蛋黄内，其中维生素 A、维生素 D、维生素 B_1 和维生素 B_2 含量丰富。

链接

鸡蛋清和鸡蛋黄营养素含量比较（以每100g可食部计）

食物构成	蛋白质（g）	脂肪（g）	胆固醇（mg）	维生素A（μgRE）	维生素B₁（mg）	维生素B₂（mg）	钙（mg）	锌（mg）
蛋黄	15.2	28.2	1510	438	0.33	0.29	112	3.79
蛋清	11.6	0.1	0	0	0.04	0.31	9	0.02

二、加工烹调对蛋类及其制品营养价值的影响

禽蛋常用的烹调方法有蒸、煮、炒、煎。温度不超过100℃时对蛋类的营养价值影响不大，仅B族维生素有少量损失；蒸、煮时蛋白质变得软而松散，易消化吸收，利用率较高；油炒和油煎蛋或煮得过老的蛋较难消化。一般不主张食生蛋，因蛋类有时会被沙门氏菌污染，生吃易导致疾病。同时生蛋清中含有抗生物素蛋白和抗胰蛋白酶，前者妨碍生物素的吸收，常吃生蛋会引起生物素缺乏症，后者抑制胰蛋白酶的活性而影响其消化吸收。

新鲜蛋类经特殊的加工，可制成蛋制品，主要有咸蛋、松花蛋（皮蛋）、糟蛋、蛋粉等，这些蛋制品经过加工处理后形成了独特的风味。咸蛋的盐含量较高，应少量摄入，尤其是高血压或肾病患者更应注意。在制作皮蛋时，用石灰、碱、盐等使蛋白质凝固，氢氧化钠（烧碱）会破坏B族维生素，此外皮蛋为保持风味，通常会加入少量氧化铅（黄丹粉）作为改良剂，需注意铅摄入过多可对人体健康造成不良影响，尤其会影响儿童智力发育。

目标检测

一、名词解释

1. 食物营养价值　　　　　2. 营养质量指数

二、单项选择题

1. 谷类食品营养价值的特点是（　　）
   A. 含有丰富的蛋白质
   B. 含有丰富的碳水化合物
   C. 含有丰富的矿物质
   D. 含有丰富的脂溶性维生素
   E. 含有丰富的维生素C

2. 某饼干中蛋白质的INQ值大于1（　　）
   A. 表示食物蛋白质的供给量高于能量供给量
   B. 表示食物蛋白质的供给量低于能量供给量
   C. 表示食物蛋白质的供给量等于能量供给量
   D. 表示食物蛋白质的供给高于机体所需蛋白质
   E. 表示食物能量的供给高于机体所需能量

3. 下列不宜用于喂养婴儿的奶制品是（　　）
   A. 全脂奶粉　　　　　B. 消毒牛奶
   C. 淡炼乳　　　　　　D. 甜炼乳
   E. 灭菌奶

4. 新鲜豆芽中富含的维生素是（　　）
   A. 维生素E　　　　　B. 叶酸

   C. 维生素B₁₂　　　　D. 维生素C
   E. 维生素A

5. 谷类食物加工过程中损失较多的营养素是（　　）
   A. 淀粉　　　　　　　B. 蛋白质
   C. 矿物质　　　　　　D. B族维生素
   E. 脂肪

6. 我国居民热能和蛋白质的主要来源是（　　）
   A. 肉类　　　　　　　B. 奶蛋类
   C. 大豆　　　　　　　D. 粮谷类
   E. 杂豆类

7. 食品的营养价值取决于（　　）
   A. 食品的色、香、味
   B. 食品的消化吸收率
   C. 食品的烹调加工
   D. 食品营养素的种类、数量、比例
   E. 食品中营养素的种类、数量、比例及消化吸收率

8. 谷粒中B族维生素含量最丰富的部位是（　　）
   A. 谷皮　　　　　　　B. 胚乳
   C. 胚芽　　　　　　　D. 糊粉层
   E. 胚芽和糊粉层

9. 大豆蛋白质中含量较少的氨基酸是（　　）

A. 甲硫氨酸　　　　　　B. 谷氨酸

C. 赖氨酸　　　　　　　D. 亮氨酸

E. 色氨酸

10. 蔬菜在烹调加工中最易损失的营养素是（　　　）

A. β-胡萝卜素　　　　B. 维生素 E

C. 维生素 C　　　　　D. 钙

E. 铁

11. 谷类蛋白质的第一限制氨基酸是（　　　）

A. 甲硫氨酸　　　　　　B. 苏氨酸

C. 色氨酸　　　　　　　D. 赖氨酸

E. 组氨酸

12. 海鱼中具有预防心血管疾病作用的主要成分是(　　　)

A. 多不饱和脂肪酸 EPA　　B.蛋白质

C. 维生素 A　　　　　D. 碘

E. 钙

三、简答题

1. 试述谷粒的结构及其营养价值。

2. 试述豆类及其制品的营养价值。

3. 试述蔬菜和水果的营养价值。

4. 试比较鱼类、禽肉和畜肉的营养价值。

5. 试述蛋类的营养价值。

6. 试述鲜奶、炼乳、奶粉、调制奶粉、酸奶的营养价值。

（宋珊珊）

第4章
合理膳食

在人的整个生命周期中，膳食是保证人体生长发育和健康最重要的因素之一。通过长期规律的合理膳食，膳食中充足的能量和营养素能维持和促进人体健康，提高机体免疫能力，抵御各种疾病的发生。然而在日常生活中，由于膳食组成或结构的不同，某些食物长期摄入过多或过少，导致所供给的能量或营养素与机体需要之间处于不平衡状态，常常导致机体免疫水平降低、慢性疾病发病的风险增加，因此，科学合理地安排每日膳食，是促进健康、预防疾病的有力保障。

第1节 合理膳食的概念和要求

合理营养是健康的物质基础，而平衡膳食又是达到合理营养的根本途径。合理营养要求膳食能供给机体所需的全部营养素，不发生缺乏或过量，而平衡膳食则主要从膳食方面保证营养素的需要，以达到合理营养。

一、合理膳食的概念

合理膳食是在平衡膳食的基础上，考虑到健康状况、地域资源和生活习惯、信仰等情况而调整的膳食。合理膳食能较好地满足不同生理状况、不同信仰的人群及不同健康状况下等因素的一个阶段的营养与健康需要。合理膳食是既能满足机体生理的营养需要，又可避免因膳食结构的比例失调，导致营养素供给过多或不足而引起代谢紊乱的平衡膳食。

二、合理膳食的要求

（一）营养素数量充足、比例适当

1. 足够的热能　应根据年龄、性别、不同生理状况、身体活动水平等来决定热能的摄入量，其中碳水化合物的摄入量占总热能的 50%～60%。

2. 适量的蛋白质　蛋白质的摄入量占总热能的 10%～15%，优质蛋白质应占膳食中总蛋白质的 1/3以上。

3. 适量的脂类　成年人脂肪摄入量以占总热能的 20%～30% 为宜，饱和脂肪酸∶单不饱和脂肪酸∶多不饱和脂肪酸的理想比例为 1∶1∶1。

4. 丰富的矿物质和维生素　人体对各种矿物质及维生素的需要量根据不同年龄、性别、生理及劳动状况而有所差异。

5. 适量的膳食纤维、充足的水分　膳食纤维有助于肠道蠕动及排便，减少有害物质在肠道内储积，预防某些肠道疾病的发生。水分可以维持体内各种生理活动的正常进行。

（二）科学合理的食谱

科学合理的食谱应根据人类必需的五大类基本食物制定，坚持以谷类为主的平衡膳食模式，在同类食物中尽可能选择不同的食品品种，每天摄入 12 种以上食物，每周 25 种以上，并注意食物的粗细搭配、

荤素搭配和深浅搭配，使食物种类多样化，以达到营养供给平衡的目的。

（三）合理的膳食制度

合理的膳食制度即合理安排一日餐次，两餐之间的间隔，以及每餐食物数量、质量与日常生活、生理状况相适应的制度，科学、合理的膳食制度，有助于提高学习、工作的效率与身心健康，也是实施合理膳食的重要保障。

1. 餐次及间隔 按照我国人民的生活习惯，一般每日三餐较为合理，两餐之间的间隔时间以 4～6h 为宜，儿童、孕产妇、老年人和某些疾病患者要根据具体情况而定。

2. 食物量分配 通常以能量作为分配一日三餐进食量的标准。早餐占全天总热能的 25%～30%，午餐占全天总热能的 30%～40%，晚餐占全天总热能的 30%～35%，每人每天摄入的能量应根据职业、劳动强度和生活习惯进行相应调整。

3. 科学的烹调方法 合理的切配、科学的烹饪，既能增强食欲，又能减少营养素在烹调加工中的损失，是保障用膳者获得应有营养素的重要环节。

4. 健康的饮食行为和吃动平衡 健康的饮食行为可以满足机体对营养的需要，促进身心健康，婴幼儿和少年时期是培养食物多样健康饮食行为的最佳阶段；各年龄阶段人群都应每天进行身体活动，保持健康体重，降低慢性疾病的发生危险。

5. 严格的食品卫生制度和进餐环境 为保证进食的食物无毒无害，不含有毒物质和致病微生物，建立严格的食品卫生制度是保障合理膳食的前提；同时，营造轻松、愉快的进餐氛围，有助于用膳者进食时的消化吸收。

第2节 中国居民膳食营养素参考摄入量

平衡膳食的标准主要通过膳食营养素参考摄入量（dietary reference intakes，DRIs）来衡量，它既是衡量所摄入营养素是否适宜的尺度，又是帮助个体和群体制订膳食计划的工具。

一、膳食营养素参考摄入量的概念

膳食营养素参考摄入量（DRIs）是为了保证人体合理摄入营养素，避免缺乏和过量，在推荐每日营养素供给量（RDA）的基础上发展起来的每日平均膳食营养素摄入量的一组参考值，包括平均需要量、推荐摄入量、适宜摄入量、可耐受最高摄入量及宏量营养素可接受范围、预防非传染性慢性病的建议摄入量和特定建议值。

二、膳食营养素参考摄入量的内容

（一）平均需要量

平均需要量（estimated average requirement，EAR）是指某一特定性别、年龄及生理状况群体中个体对某种营养素需要量的平均值。可以满足这一群体中 50%个体需要量的摄入水平，但不能满足另外 50%个体对该营养素的需要。

（二）推荐摄入量

推荐摄入量（recommended nutrient intake，RNI）是指可以满足某一特定性别、年龄及生理状况群体中绝大多数个体（97%～98%）需要量的某种营养素摄入水平。长期摄入 RNI 水平某一营养素，可以满足机体对该营养素的需要，维持组织中有适当的营养素储备和机体健康。RNI 相当于传统意义上的 RDA，其主要用途是作为个体每日摄入该营养素的目标值。

（三）适宜摄入量

适宜摄入量（adequate intake，AI）是营养素的一个安全摄入水平，是通过观察或实验获得的健康群体某种营养素的摄入量。当某种营养素的个体需要量不足而不能计算 EAR，无法推算 RNI 时，可通过设定 AI 来代替 RNI。例如，纯母乳喂养的足月产健康婴儿，从出生到 6 月龄，他们的营养素全部来自母乳，故摄入的母乳中营养素数量就是婴儿所需各种营养素的 AI。

（四）可耐受最高摄入量

可耐受最高摄入量（tolerable upper intake level，UL）是指平均每日可以摄入营养素的最高量。可耐受是指这一摄入水平在生物学上一般是可以耐受的。对一般群体来说，摄入量达到 UL 水平对几乎所有个体均不致损害健康，但不表示达到此摄入水平对健康是有益的。对大多数营养素而言，健康个体的摄入量超过 RNI 或 AI 水平并不会产生益处。因此，UL 并不是一个建议的摄入水平。

（五）宏量营养素可接受范围

宏量营养素可接受范围（acceptable macronutrient distribution range，AMDR）指脂肪、蛋白质和碳水化合物理想的摄入量范围，该范围可以满足这些必需营养素的需要，并且有利于降低慢性病的发生危险，常用占能量摄入量的百分比表示。蛋白质、脂肪和碳水化合物作为产能营养素，属于人体的必需营养素，摄入过量可能导致机体能量储存过多，增加某些非传染性慢性疾病（non-communicable chronic disease，NCD）的发生危险。因此有必要提出 AMDR，以预防营养素缺乏，同时减少因摄入过量而导致慢性病的风险。其显著的特点之一是具有上限和下限。如果一个个体的摄入量高于或低于推荐的范围，可能引起罹患慢性病的风险增加，或导致必需营养素缺乏的可能性增加。

（六）预防非传染性慢性疾病的建议摄入量

预防非传染性慢性疾病的建议摄入量（proposed intakes for preventing non-communicable chronic disease，PI-NCD）是以非传染性慢性疾病（NCD）的一级预防为目标，提出的必需营养素的每日摄入量。当 NCD 易感人群某些营养素的摄入量接近或达到 PI 水平时，可以降低发生 NCD 的风险。

（七）特定建议值

近几十年的研究证明了营养素以外的某些食物成分，其中多数属于植物化合物，具有改善人体生理功能、预防慢性疾病的生物学作用。中国居民膳食营养素摄入量提出的特定建议值（specific proposed levels，SPL），是指为维持人体健康而对必需营养素以外的食物成分建议的每日摄入量。也就是说，特定建议值专用于营养素以外的其他食物成分，一个人每日膳食中这些食物成分的摄入量达到这个建议水平时，有利于维护人体健康。

第 3 节　中国居民膳食指南

膳食指南（dietary guidelines，DG）是根据营养科学原则和人体营养需要，结合当地食物生产供应情况及人群生活实践，提出的食物选择和身体活动的指导意见。膳食指南是健康教育和公共政策的基础性文件，是国家实施健康中国行动和推动国民营养计划的一个重要组成部分。其目标是指导生命全周期的各类人群，对健康人群和有疾病风险的人群提出健康膳食准则，包括鼓励科学选择食物，追求终身平衡膳食和合理运动，以保持良好健康生活状态，维持适宜体重，预防或减少膳食相关慢性病的发生，从而提高我国居民整体健康素质。

我国于 1989 年发布第一版《我国的膳食指南》，根据需要每 5～10 年修订一次，目前共发布五版。《中国居民膳食指南（2022）》主要由一般人群膳食指南、特定人群膳食指南、平衡膳食模式和膳食指南编写说明组成。一般人群膳食指南适合于 2 岁以上的正常人群，特定人群膳食指南包括孕妇乳母膳食指南、婴幼儿喂养指南、儿童膳食指南、老年人膳食指南和素食人群膳食指南，其中各特定人群的膳食指南是在一般人群膳食指南的基础上形成建议和指导。平衡膳食模式是根据营养科学原理、我国居民膳食营养素参考摄入量及科学研究成果而设计，指一段时间内，膳食组成中的食物种类和比例可以最大限度地满足不同年龄、不同能量水平的健康人群的营养和健康需求。平衡膳食模式是中国居民膳食指南的核心。

一、中国居民一般人群膳食指南（2022）指导准则

（1）食物多样，合理搭配
（2）吃动平衡，健康体重
（3）多吃蔬果、奶类、全谷、大豆
（4）适量吃鱼、禽、蛋、瘦肉
（5）少盐少油，控糖限酒
（6）规律进餐，足量饮水
（7）会烹会选，会看标签
（8）公筷分餐，杜绝浪费

链接

食品营养标签

食品营养标签是预包装食品标签上为消费者提供食品营养信息和特性的说明，包括营养成分表、营养声称和营养成分功能声称（图4-1）。

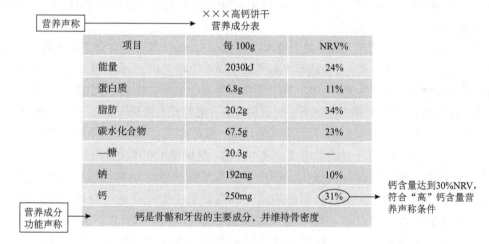

项目	每100g	NRV%
能量	2030kJ	24%
蛋白质	6.8g	11%
脂肪	20.2g	34%
碳水化合物	67.5g	23%
—糖	20.3g	—
钠	192mg	10%
钙	250mg	31%

营养声称 →×××高钙饼干 营养成分表

钙含量达到30%NRV，符合"高"钙含量营养声称条件

营养成分功能声称 → 钙是骨骼和牙齿的主要成分，并维持骨密度

图 4-1　食品营养成分表示意图

注：营养素参考值（NRV）表示每日能量摄入 8400kJ（2000kcal）时各种营养素宜达到的摄入量，用于 4 岁以上人群预包装食品。

二、中国居民平衡膳食模式和可视化图示

中国居民平衡膳食模式的特点是食物多样，植物性食物为主，动物性食物为辅，少油盐糖。中国居民平衡膳食模式中提及的所有食物推荐量都是以原料生重可食部计算的，每类食物又覆盖了多种多样的食物，食物多样，是保障膳食平衡和合理营养的基础。

（一）中国居民平衡膳食宝塔（2022）

中国居民平衡膳食宝塔是根据《中国居民膳食指南（2022）》的准则和核心推荐，把平衡膳食原则转化为各类食物数量和所占比例的图形化表示，体现了在营养上比较理想的基本食物构成，如图4-2所示。

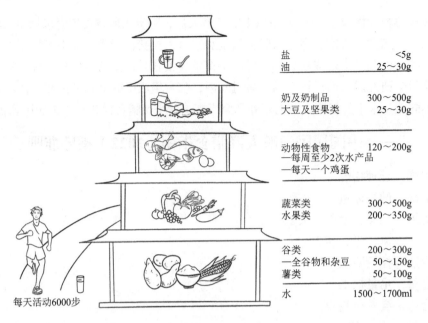

每天活动6000步

盐	<5g
油	25~30g
奶及奶制品	300~500g
大豆及坚果类	25~30g
动物性食物	120~200g
—每周至少2次水产品	
—每天一个鸡蛋	
蔬菜类	300~500g
水果类	200~350g
谷类	200~300g
—全谷物和杂豆	50~150g
薯类	50~100g
水	1500~1700ml

图 4-2　中国居民平衡膳食宝塔（2022）

中国居民平衡膳食宝塔说明：

1. 平衡膳食宝塔共分五层，各层面积大小不同，体现了五大类食物和食物量的多少。五大类食物包括谷薯类、蔬菜水果类、畜禽鱼蛋奶类、大豆和坚果类以及烹调用油盐。食物量是根据不同能量需要量水平设计，宝塔旁边的文字注释，标明了在 1600~2400kcal 能量需要量水平时，一段时间内成年人每人每天各类食物摄入量的建议值范围。

第一层谷薯类食物，建议成年人每人每天摄入谷类 200~300g，其中包含全谷物和杂豆类 50~150g；薯类 50~100g。第二层蔬菜水果类，推荐成年人每天蔬菜摄入 300~500g，水果摄入 200~350g；第三层鱼、禽、肉、蛋等动物性食物，推荐每天鱼、禽、肉、蛋摄入量共计 120~200g，其中畜禽肉 40~75g，水产品 40~75g，1 个鸡蛋（50g 左右）；第四层奶类、大豆和坚果，推荐成人每天应摄入 300~500g 的奶类及奶制品，大豆和坚果摄入量共为 25~30g；第五层烹调油和盐，推荐成年人平均每天烹调油不超过 25~30g，食盐摄入量不超过 5g。酒和添加糖不是膳食组成的基本食物，烹调使用和单独食用时也都应尽量避免。

2. 身体活动和水的图示包含在可视化图形中，强调增强身体活动和足量饮水的重要性。水是膳食的重要组成部分，是一切生命活动必需的物质，其需要量主要受年龄、身体活动、环境温度等因素的影响。低身体活动水平的成年人每天至少饮水 1500~1700ml（7~8 杯）。在高温或高身体活动水平的条件下，应适当增加饮水量。饮水不足或过多都会给人体健康带来危害。来自食物中水分和膳食汤水大约占 1/2，推荐一天中饮水和整体膳食（包括食物中的水，汤、粥、奶等）水摄入量共计在 2700~3000ml。

身体活动是能量平衡和保持身体健康的重要手段。推荐成年人每天进行至少相当于快步走 6000 步的身体活动，每周最好进行 150min 中等强度的运动，如骑车、跑步、庭院或农田的劳动等。一般而言，低身体活动水平的能量消耗通常占总能量消耗的 1/3 左右，而高身体活动水平者可高达 1/2。加强和保持能量平衡，需要不断摸索，关注体重变化，找到食物摄入量和运动消耗量之间的平衡点。

链接

东方健康膳食模式

东方健康膳食模式是基于我国浙江、上海、江苏、福建等地区为主要代表，膳食特点以食物多样、清淡少油为主，尤其以丰富蔬菜水果、多鱼虾海产品、多奶类和豆类为主要特征的膳食模式。该地区的慢性病发病率和死亡率较低，预期寿命较高。

（二）中国居民平衡膳食餐盘（2022）

中国居民平衡膳食餐盘是按照平衡膳食原则，描述了一个人一餐中膳食的食物组成和大致比例（图4-3）。

中国居民平衡膳食餐盘分成四部分，分别是谷薯类、鱼肉蛋豆类（动物性食物和富含蛋白质的大豆及其制品）、蔬菜类和水果类，餐盘旁的一杯牛奶提示其重要性。此餐盘适用于2岁以上人群，是一餐中食物基本构成的描述，表达阴阳形态和万物演变过程中的最基本平衡，预示着一生中天天饮食，错综交变，此消彼长，相辅相成的健康生成自然之理。

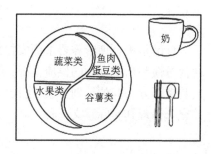

图4-3 中国居民平衡膳食餐盘（2022）

（三）中国儿童平衡膳食算盘（2022）

平衡膳食算盘是面向儿童应用膳食指南时，根据平衡膳食原则转化各类食物份量的图形（图4-4）。算盘有六层，用不同颜色的算珠表示各类食物，由下至上，浅棕色（第一层）代表谷薯类，绿色（第二层）代表蔬菜类，黄色（第三层）代表水果类，橘红色（第四层）代表畜、禽、肉、蛋、水产品类，蓝色（第五层）代表大豆、坚果和奶类，橘黄色（第六层）代表油盐类。算盘中的食物份量按8～11岁儿童能量需要量平均值大致估算。

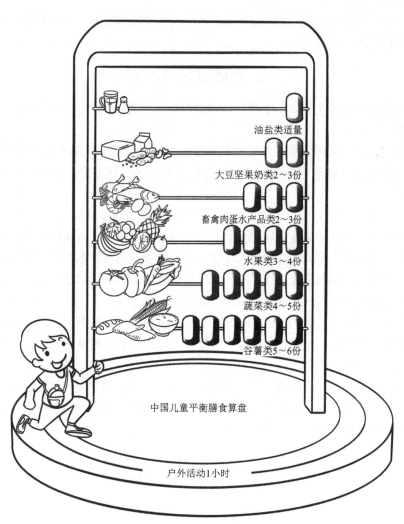

图4-4 中国儿童平衡膳食餐盘（2022）

第4节　食谱编制

食谱是按合理营养要求而安排的膳食计划，即根据用膳者生理或病理状况对能量与营养素需要量、饮食习惯和当地食物的供应情况，制定一定时期内（一日或一周）每餐主食和副食的种类、数量、搭配及其烹调方法等的计划方案。食谱编制是实现平衡膳食的具体措施，平衡膳食的原则通过食谱得以表达，并充分体现其实际意义。

一、食谱的基本内容和编制目的

（一）食谱的基本内容

食谱的基本内容包括用膳者对象、每日餐次、每顿饭菜的名称、食物的种类、数量等。

（二）食谱编制的目的

1. 食谱编制可将各类人群的膳食营养素参考摄入量具体落实到用膳者的每日膳食中，使用膳者按需要摄入足够的能量和各种营养素，避免营养素摄入不足或过高。

2. 可根据群体对各种营养素的需要，结合当地食物的品种、生产季节、经济条件和厨房烹饪水平，合理选择食物，达到平衡膳食。

3. 通过编制营养食谱，可指导食堂管理人员有计划地管理食堂膳食，帮助家庭有计划地管理家庭膳食，并且有利于成本核算。

二、食谱编制的步骤

1. 首先根据用膳者集体或个人年龄、性别、劳动强度及生理状况等，对照 DRIs 标准，确定其每日热能和各种营养素的需要量。

2. 按比例计算三大产能营养素全日应提供的能量，并以此计算出三种产能营养素每日需要量。

3. 根据用膳者具体情况确定全日安排餐数和各餐占全日热能百分比，以及三种产能营养素每餐的需要量。

4. 结合当地食品供应情况和经济条件，选择适当的食物种类进行科学搭配，根据食物成分表，首先确定主食品种和数量，其次考虑蛋白质的食物来源，接下来再考虑其他副食的品种和数量。

设计好初步食谱的所有食物名称和数量，计算出这个初步食谱所含各种营养素的量，并与标准作比较，若一天食品各类营养素仅相差±10%之内，优质蛋白质占蛋白质总量的1/3以上，则尚可认为符合要求，但作为一周或某一段时间的食谱，则应总体达到平衡，否则还需进行调整，直到基本符合为止。也可运用"食物交换份数法"编制食谱，即根据膳食指南中所划分的各类食物的等值交换份表，按照中国居民平衡膳食宝塔上标出的数量设计每日膳食，根据不同能量的各种食物需要量，参考食物等值交换份表，确定不同供给量的食物交换份数。

食物交换份数法是一种比较粗略的方法，在实际应用中，可将计算法与食物交换份数法结合使用，首先用计算法确定食物的需要量，然后用食物交换份数法确定食物种类及数量。通过食物的同类交换，以一日食谱为模板，设计出一周、一个月的食谱。

目标检测

一、名词解释

1. 合理膳食　　　2. DRIs　　　3. 膳食指南　　　4. 平衡膳食模式

二、单项选择题

1. 膳食中脂肪酸供给最理想的比例为饱和脂肪酸：单不饱和脂肪酸：多不饱和脂肪酸为（　　）

A. 2：1：1　　　　　　B. 1：2：1

C. 1：1：1　　　　　　D. 1：1：2

E. 1：2：3

2. 《中国居民膳食指南（2022）》中一般人群膳食指南适用于（　　）岁以上人群。

A. 1　　　　　　　　　B. 2

C. 5　　　　　　　　　D. 6

E. 18

3. 中国居民平衡膳食宝塔（2022）建议每日应吃的谷类食物为（　　）

A. 200～400g　　　　B. 200～300g

C. 250～300g　　　　D. 250～400g

E. 200～350g

4. 中国居民平衡膳食宝塔建议每日食盐摄入量不超过（　　）

A. 3g　　B. 4g　　C. 5g　　D. 6g　　E. 7g

5. RNI 是指可以满足某一特定性别、年龄及生理状况群体中（　　）个体需要量的营养素摄入水平。

A. 90%～95%　　　　B. 97%～98%

C. 50%以上　　　　　D. 80%

E. 100%

三、简答题

1. 简述合理膳食的基本要求。

2. 简述《中国居民膳食指南（2022）》一般人群的指导准则及平衡膳食宝塔的内容。

3. 列出食谱编制的基本步骤。

（刘定梅）

第5章

不同生理条件下人群的营养

人的生命周期是一个连续的过程，人的生理状况随着性别、年龄的变化而变化，因此对营养的需求有所不同。针对不同生理阶段人群的需求，给予合理的营养，可以有效提高人群的健康水平。本章以妊娠期、哺乳期、婴幼儿期、学龄前期、学龄期和老年期的生理特点为依据，介绍不同生理条件下人群的营养需要。

第1节　孕妇与乳母的营养

一、孕妇的营养

妊娠期是生命的起始阶段，在此期间母体不仅要保证满足自身生理变化的营养需要，还要为胎儿提供生长发育所需要的各种营养。因此，妇女妊娠期的营养状况不仅关系到自身的健康，还直接影响着胎儿的体格生长和智力发育。

（一）孕妇的营养生理特点

妊娠是一个复杂的生理过程，为适应和满足胚胎在宫内生长发育的需求，母体自身会发生一系列的生理变化，主要表现为以下几方面。

1. 代谢的改变　妊娠期间在各种激素的影响下，母体的合成代谢增强，基础代谢率在孕早期稍下降，在中晚期逐渐增高，对能量的需要相应增加。

2. 消化系统功能改变　孕激素能松弛胃肠道平滑肌，导致胃肠蠕动减弱，胃酸分泌减少，孕早期出现恶心、呕吐、反酸、消化不良等妊娠反应。上述改变延长了食物在胃肠道的停留时间，随着妊娠的进程，胃肠道对钙、铁、维生素 B_{12}、叶酸等营养素的吸收有所增加。

3. 血容量和血液成分的改变　妊娠 6~8 周时母体血容量开始增加，至 32~34 周达高峰，比妊娠前增加 30%~40%，但由于红细胞增加量仅为血浆增加量的 1/3，致使血液相对稀释，可出现生理性贫血。同时，因血容量增加导致心脏负荷加大。

4. 泌尿系统功能的改变　妊娠期母体肾脏血流量约增加 75%，肾小球滤过率增加约 50%，某些营养素如氨基酸、水溶性维生素、葡萄糖等经尿的排出明显增多。由于肾小球滤过率增加，而肾小管的重吸收能力并未成比例增加，所以在餐后 15min 可出现糖尿，但钙的排出量有所减少。

5. 体重的改变　孕期母体体重逐步增加，整个孕期平均增长 10~12.5kg。孕期体重增加过少可能导致胚胎宫内发育迟缓，低出生体重儿和早产儿发生率较高；体重增加过多则易出现巨大儿，增加难产风险，并可能诱发妊娠并发症（表 5-1）。

表 5-1　妊娠期妇女体重增长范围和妊娠中晚期周增重推荐值

妊娠前 BMI（kg/m²）	总增重范围（kg）	妊娠早期增重范围（kg）	妊娠中晚期每周体重增长值及范围（kg）
低体重（BMI<18.5）	11.0~16.0	0~2.0[a]	0.46（0.37~0.56）[b]
正常体重（18.5≤BMI<24.0）	8.0~14.0	0~2.0	0.37（0.26~0.48）

妊娠前 BMI（kg/m²）	总增重范围（kg）	妊娠早期增重范围（kg）	妊娠中晚期每周体重增长值及范围（kg）
超重（24.0≤BMI<28.0）	7.0~11.0	0~2.0	0.30（0.22~0.37）
肥胖（BMI≥28.0）	5.0~9.0	0~2.0	0.22（0.15~0.30）

注：a 表示孕早期增重 0~2kg，b 表示括号内数据为推荐范围

（二）孕妇的营养需要

1. 能量　孕期能量摄入与消耗以能够保持平衡为原则，妊娠早期胎儿生长较慢，孕妇的基础代谢率并无明显变化，到妊娠中期逐渐升高，晚期增高 15%～20%。故孕早期能量供给不增加，孕中、晚期在非孕妇女能量需要量（estimated energy requirement，EER）基础上每日分别增加 300kcal（1256KJ）和 450kcal（1883KJ）。

2. 蛋白质　孕妇必须摄入足够数量的蛋白质以供自身代谢、胎儿生长发育及准备分娩时的消耗，整个孕期内增加蛋白质储存 900g。《中国居民膳食营养素参考摄入量》建议蛋白质的 RNI：孕中、晚期比孕早期分别增加 15g/d、30g/d，其中优质蛋白质至少占 1/3 以上。

3. 脂类　妊娠过程中孕妇平均储存 2～4kg 脂肪，用于胎儿生长发育和产后泌乳。脂类是胎儿神经系统的重要组成部分。《中国居民膳食营养素参考摄入量》推荐妊娠期妇女膳食脂肪提供的能量占总能量的 20%～30%。

4. 碳水化合物　妊娠后期糖原合成及分解增强，因此碳水化合物需求增加，如果母体摄入过少，则易引起脂肪不完全氧化供能，产生酮体，对胎儿发育造成不良影响。

5. 矿物质　妊娠期对矿物质的需要量增加，孕期膳食中易缺乏的矿物质主要是钙、铁、碘、锌。

（1）钙　胎儿从母体摄取大量的钙以满足生长发育的需求，同时母体尚需储备部分钙以备泌乳需要。孕妇应增加摄入含钙丰富的食物，如奶类及奶制品、虾皮、芝麻酱等，必要时可补充钙制剂。《中国居民膳食营养素参考摄入量》建议钙的 RNI 为：孕早期 800mg/d，孕中、晚期 1000mg/d。

（2）铁　整个孕期对铁的需要增加 600～800mg，主要用于妊娠期母体生理性贫血需要，补偿分娩时失血而造成的铁丢失，胎儿生长发育及生后 6 个月内的铁消耗。《中国居民膳食营养素参考摄入量》推荐铁的 RNI 为：孕早期 20mg/d，孕中期 24mg/d，孕晚期 29mg/d。

（3）碘　妊娠期缺碘可导致胎儿甲状腺功能低下，严重损害胎儿的大脑和智力发育，引起呆小症。《中国居民膳食营养素参考摄入量》推荐孕妇碘的 RNI 为 230μg/d。

（4）锌　适量锌摄入对胎儿生长发育和防止胎儿畸形有非常重要的作用。《中国居民膳食营养素参考摄入量》建议孕期锌的 RNI 为 9.5mg/d。

6. 维生素　妊娠期妇女缺乏维生素 A 会引发胎儿宫内发育迟缓、低出生体重及早产，但大剂量维生素 A 的摄入可能导致自发性流产和先天畸形。维生素 D 促进钙的吸收和钙在骨骼中的沉积，缺乏可导致母体骨质软化，婴儿牙釉质发育不良。维生素 B_1 缺乏可导致新生儿脚气病。缺乏维生素 C 不仅会使孕妇易患贫血、出血，也可引起早产、流产、新生儿出血倾向等。孕前即开始补充叶酸，可使胎儿神经管畸形发生率有效降低。

（三）孕期的膳食原则及健康管理建议

1. 孕早期合理膳食　孕早期胎儿生长发育速度相对缓慢，对能量和各种营养素的需要无明显增加，早孕反应不明显的孕早期妇女可维持孕前平衡膳食，避免体重增长过多。但早孕反应可导致摄食量减少和饮食习惯发生变化，会影响营养物质的摄入。孕早期膳食应注意以下几点。

（1）选择清淡、易消化的食物　清淡的膳食有利于缓解和减轻早孕反应，可根据孕妇个人的饮食喜好和口味选择容易消化的食物，注意根据食物的色、香、味进行合理调配，有利于增进食欲。

（2）少量多餐，保证摄入含必需量碳水化合物的食物　碳水化合物摄入不足时，机体会分解脂肪产

生酮体，为避免酮症酸中毒对胎儿神经系统发育的不利影响，因早孕反应进食困难者，也必须保证每天摄入至少含130g碳水化合物的食物。首选易消化的谷类（如面包、饼干），也可选择糕点和根茎类蔬菜，无法满足者应及时就医，可通过静脉输注葡萄糖的方式进行补充。早孕反应严重影响进食者不必强调平衡膳食和规律进餐。进食的时间、地点、餐次可根据孕妇的食欲和反应的轻重进行调整，采取少食多餐的办法，保证进食量。

（3）保证摄入充足的叶酸，选用碘盐　叶酸对预防胎儿神经管畸形和高同型半胱氨酸血症、促进红细胞成熟和血红蛋白合成极为重要，妇女应从计划妊娠时就常吃动物肝脏、深绿色蔬菜及豆类等富含叶酸的食物，同时补充叶酸制剂400μgDFE/d，至整个孕期。

（4）戒烟、禁酒　烟草、乙醇对胚胎发育的各个阶段都有明显的毒性作用，孕妇应禁烟酒，还要避免被动吸烟和不良的空气环境。

2. 孕中、晚期合理膳食　从孕中期开始胎儿进入快速生长发育期，母体生殖器官的发育也相应加快，因此对能量和各种营养素的需要量增加，应合理增加食物的摄入量。在一般人群膳食指南的基础上，孕中、晚期的膳食还应注意以下几点。

（1）适量增加奶、鱼、禽、蛋、瘦肉的摄入量　孕中期开始，应适当增加食物的摄入量，特别是富含优质蛋白质、钙、铁、碘等营养素的食物。孕中、晚期每天饮奶量应增至500g；孕中期鱼、禽畜及蛋类合计摄入量增至150～200g，孕晚期增至175～225g。鱼类尤其是深海鱼类富含n-3系多不饱和脂肪酸，其中的DHA对婴儿大脑和视网膜功能发育有益，每周最好食用2～3次海产鱼类。蛋类尤其是蛋黄，是卵磷脂、维生素A、维生素B_2的良好来源，每天应摄入1个鸡蛋。除了食用碘盐外，每周摄入1～2次富含碘的海产品，以满足孕期对碘的需要。

（2）常吃含铁丰富的食物　伴随着妊娠的进展，孕妇的血容量和红细胞数量逐渐增加，孕期缺铁性贫血是我国孕妇中常见的营养缺乏病，建议从孕中期开始增加铁的摄入量，每天摄入瘦肉50～100g，每周摄入1～2次动物血和肝脏，每次20～50g。同时，注意多摄入富含维生素C的蔬菜、水果，以促进铁的吸收和利用，必要时可在医生指导下补充小剂量的铁剂。

（3）禁烟酒，愉快孕育新生命，积极准备母乳喂养　孕期必须禁烟戒酒，避免浓茶、咖啡、辛辣等刺激性食物。增加蔬菜、水果等富含膳食纤维类食物的摄入，以防止便秘的发生。健康向上、愉快乐观的情绪使胎儿发育更好，分娩时也较顺利。

（4）适量身体活动，维持孕期适宜增重　孕期适宜增重有助于获得良好的妊娠结局，因此，孕妇应重视自身的体重监测和管理，并根据体重的增长速率适当调节食物摄入量。适宜的规律运动除了增强自身的适应能力，预防体重过多增长外，还可以促进胎盘的生长及血管分布，有助于愉悦心情。孕中、晚期每天进行30min中等强度的身体活动，如快走、游泳、打球、孕妇瑜伽、各种家务劳动等。孕妇可根据自己的身体状况和孕前的运动习惯，结合主观感觉选择熟悉的活动类型，量力而行。

二、乳母的营养

胎儿分娩后，产妇即进入产后期或哺乳期。哺乳期既要逐渐补偿由于妊娠、分娩所造成的身体消耗，又要分泌乳汁喂养婴儿，乳母的营养状况直接影响乳汁的质和量，因此乳母的营养非常重要。

（一）乳母的营养需要

1. 能量　乳母的能量需求包括其自身消耗、母乳所含的能量及泌乳过程本身的能量消耗三个部分。每100ml母乳中约含能量67kcal（280kJ），母乳膳食能量转换为乳汁能量的转换率约为80%，按每日泌乳800ml计算，则乳母每日因泌乳所增加的能量消耗为669kcal（2800kJ）。妊娠期的脂肪储备可为泌乳提供约1/3的能量，另外的2/3由日常膳食提供。《中国居民膳食营养素参考摄入量》建议乳母每日EER应较非妊娠妇女增加500kcal（2092kJ）。

2. 蛋白质　蛋白质摄入量的多少，对乳汁分泌的数量和质量的影响最为明显。母乳中蛋白质平均含量为 1.2g/100ml，泌乳量以 800ml 计算，每天从母乳中排出蛋白质约 10g，而膳食蛋白质转换为乳汁蛋白质的转换率约为 70%，蛋白质质量较差时，转换率更低。《中国居民膳食营养素参考摄入量》建议蛋白质的 RNI：乳母在非孕期妇女基础上每日增加 25g。

3. 脂肪　脂肪产能系数最高，并且乳汁中的必需脂肪酸能促进婴儿中枢神经系统的发育，同时有助于脂溶性维生素的吸收。《中国居民膳食营养素参考摄入量》建议乳母膳食脂肪供给以占总能量的 20%～30% 为宜。

4. 碳水化合物　乳母膳食中碳水化合物提供的能量应占总能量的 50%～65%。

5. 矿物质　乳汁中钙的含量比较恒定，一般为 35mg/100ml，按每天泌乳量 800ml 计算，约需钙 300mg，为了维持母体钙平衡，应增加乳母钙的摄入量。《中国居民膳食营养素参考摄入量》建议乳母膳食钙的 RNI 为 1000mg/d。同时应注意补充维生素 D，以促进钙的吸收和利用。铁不能通过乳腺进入乳汁，但为了补偿分娩过程失血造成的铁损失，促进产后康复，增强免疫力，《中国居民膳食营养素参考摄入量》建议乳母铁 RNI 为 24mg/d。此外，乳母的碘、锌和硒的需要量也相应增加，要注意适量补充。

6. 维生素　维生素 A 可少量通过乳腺进入乳汁中，所以乳母维生素 A 的摄入量可影响乳汁中维生素 A 的含量。维生素 E 具有促进乳汁分泌的作用，《中国居民膳食营养素参考摄入量》建议乳母维生素 A 的 RNI 和维生素 E 的 AI 分别为 1300μgRAE/d 和 17mg α-TE/d。维生素 D 几乎不能通过乳腺，乳汁中含量不能满足婴儿的需要，故婴儿出生一个月后，应适当补充维生素 D。大多数水溶性维生素能自由通过乳腺，乳母膳食中各种水溶性维生素的摄入量均需要相应增加。

7. 水　乳母水分摄入不足将直接影响乳汁的分泌量，为了促进乳汁的分泌，乳母的膳食中应多补充流质食物及汤类，并多饮水。

（二）乳母的膳食原则及健康管理建议

乳母一方面要逐步补偿妊娠、分娩时所消耗的营养素储备，促进各器官、系统功能的恢复；另一方面还要分泌乳汁，哺育婴儿，因此比非哺乳期妇女需要更多的营养。乳母如果营养不足，不仅影响母体健康，导致乳汁分泌量下降，质量降低，还会影响婴儿的生长发育。因此，在整个哺乳期均应做到合理营养、均衡膳食。乳母的膳食原则具体注意以下几点。

1. 产褥期食物多样不过量，坚持整个哺乳期营养均衡　产妇在分娩后可能会感到疲劳无力或食欲较差，可选择较清淡、稀软、易消化的食物，如面片、挂面、馄饨、粥、蒸或煮的鸡蛋及煮烂的菜肴，之后就可过渡到正常膳食，无特别的食物禁忌。乳母整个哺乳期（包括月子）均应坚持食物多样，以满足自身营养需求，保证乳汁营养和母乳喂养的持续性。

2. 适量增加富含优质蛋白质及维生素 A 的动物性食物和海产品，选用碘盐，合理补充维生素 D　乳母的蛋白质营养状况对母乳质量有明显影响。乳母应每天摄入 200g 的鱼、禽、蛋和瘦肉（其中包括蛋类 50g），其提供的蛋白质应占总蛋白质的 1/3 以上。为满足蛋白质、能量和钙的需要，还要摄入 25g 大豆（或相当量的大豆制品）、10g 坚果、300～500ml 牛奶。每周吃 1～2 次猪肝（总量 85g）或鸡肝（总量 40g），以获得充足的铁和维生素 A。除摄入碘盐外，还需要增加富含碘的海产品，如海带、紫菜、海鱼、贝类的摄入。奶类富含钙且易于吸收，推荐每天饮奶总量达 500ml，同时还应补充维生素 D 或晒太阳，以增加钙的吸收和利用。

3. 家庭支持，愉悦心情，充足睡眠，坚持母乳喂养　应重视产后乳母心理变化，调整产后心理状态，避免焦虑和抑郁等。生活规律，充足睡眠，进行适宜身体活动，以促进乳汁分泌和产后恢复。睡前半小时或更久要远离手机、电视、电脑等电子设备。

4. 增加身体活动，促进产后恢复健康体重　产后应循序渐进增加适度的身体活动，产褥期以低强度活动为主，包括日常生活活动、步行、盆底运动和伸展运动等，减少静坐和视屏时间，但不宜在分娩后很快恢复高强度运动以及过早负重劳动。

5. 多喝汤水，限制浓茶和咖啡，忌烟酒　乳母每餐都应保证有带汤的食物，喝汤的同时要吃肉。婴儿 3 个月内，乳母应避免饮用含咖啡因的饮品，如咖啡、茶，3 个月后，乳母每日咖啡因摄入量应小于200mg，避免尼古丁（来自烟草）和乙醇通过乳汁进入婴儿体内。

第 2 节　0～24 月龄婴幼儿的营养

婴幼儿生长发育迅速，代谢旺盛，合理营养不仅能为婴幼儿身心健康发展打下良好基础，而且对于长大后某些成年或老年疾病的发生有预防作用。

一、婴幼儿生长发育特点

婴幼儿期是一生中生长发育的第一个高峰期，1 岁时婴儿体重增至出生时的 3 倍，身长将增加至出生时的 1.5 倍。婴儿期同时也是大脑和智力发育的关键时期，脑细胞数目持续增加，体积增大，神经髓鞘形成并进一步发育，1 岁时已接近成人脑重的 2/3，但婴儿的消化系统尚处于发育阶段，胃容量小，各种消化酶活性较低，消化功能不够完善。

二、婴幼儿营养需要

1. 能量　婴儿对能量的需求相对较高，包括基础代谢、体力活动、食物特殊动力作用和生长发育。婴儿基础代谢率高，所需能量约为总能量的 60%，以后随着年龄的增加会逐渐降低。《中国居民膳食营养素参考摄入量》建议 0～6 月龄婴儿的能量 EER 为 90kcal/（kg·d），7～12 月龄婴儿的能量 EER 为80kcal/（kg·d）。

2. 蛋白质　婴儿需要摄入足量优质蛋白以维持机体蛋白质的合成和更新。除成人所必需的 8 种必需氨基酸外，组氨酸也是婴儿所必需的，膳食中应保证优质蛋白质占总蛋白质的 50%。《中国居民膳食营养素参考摄入量》建议婴儿蛋白质：0～6 月龄 AI 为 9g/d，7～12 月龄 RNI 为 20g/d。

3. 脂肪　脂肪是婴儿能量和必需脂肪酸的重要来源，有助于脂溶性维生素的吸收和利用。必需脂肪酸对神经髓鞘的形成具有非常重要的作用，同时能促进大脑及视网膜光感受器的发育。《中国居民膳食营养素参考摄入量》推荐婴儿脂肪能量占总能量的 AMDR 为 40%～48%。

4. 碳水化合物　碳水化合物有助于完成脂肪氧化和节约蛋白质，同时还是脑能量供应的重要物质。0～6 月龄内婴儿纯母乳喂养，能满足其全部营养需要，对人工和混合喂养的婴儿应注意选择适量和适宜种类的碳水化合物。

5. 矿物质

（1）钙　新生儿体内钙含量约为 25g，占体重的 0.8%，到成人时增加为 1.5%～2.0%，因此生长发育过程中需要储存大量的钙。《中国居民膳食营养素参考摄入量》建议钙的 AI：0～6 月龄为 200mg/d，7～12 月龄为 250mg/d。

（2）铁　足月新生儿体内约有 300mg 的铁储备，可满足 4～6 个月的需要，随着生长发育对铁的需求量有所增加，应及时添加动物肝脏、动物全血、畜禽肉、鱼肉等富含铁的食物。《中国居民膳食营养素参考摄入量》推荐婴儿期 0～6 月龄铁的 AI 为 0.3mg/d，7～12 月龄的 RNI 为 10mg/d。

（3）锌　锌在儿童营养与生长发育中发挥重要作用。锌摄入不足，会引起生长发育迟缓、食欲不振、味觉异常、伤口愈合缓慢、智力发育受损等。《中国居民膳食营养素参考摄入量》推荐婴儿期 0～6 月龄锌的 AI 为 2mg/d，7～12 月龄锌的 RNI 为 3.5mg/d。贝壳类海产品、瘦肉、动物内脏是锌的极好来源；干果类食物和谷类胚芽也富含锌。

（4）碘　碘是人体的必需微量元素，碘摄入量不足可引起甲状腺功能低下、智力低下等。《中国居民膳食营养素参考摄入量》推荐婴儿期碘的 AI：$0\sim6$ 月龄为 $85\mu g/d$，$7\sim12$ 月龄为 $115\mu g/d$。碘的主要食物来源为海带、紫菜、鲜海鱼、干贝、海蜇、龙虾等海产品，还有碘盐等。

除上述矿物质，其他矿物质如钾、钠、镁、铜、氯、硫等也为机体生长发育所必需，但母乳及配方奶粉喂养的健康婴儿均不易缺乏。

6. 维生素　母乳中的水溶性维生素较容易受到乳母膳食的影响，只要乳母获得平衡膳食，营养充足，乳量足够，母乳喂养的婴儿一般不会发生维生素缺乏病。但母乳及牛奶中维生素 A 和维生素 D 含量均较低，当婴儿缺乏户外活动时，常易发生维生素 D 缺乏性佝偻病，因此应及时补充维生素 A、维生素 D。新生儿（特别是剖宫产的新生儿）肠道菌群不能及时建立，无法合成足够的维生素 K，应进行补充，以预防新生儿出血症的发生。

三、婴幼儿喂养

婴儿一方面生长发育迅猛，代谢旺盛，需要优质充足的营养供给，另一方面消化系统尚未发育成熟，对营养素的吸收利用受到一定限制。科学的喂养方式能够保证婴儿正常的生长发育。婴儿喂养有母乳喂养、人工喂养和混合喂养三种方式，以母乳喂养为最佳。

1. 母乳喂养　母乳喂养是指以母亲的乳汁喂哺婴儿。除母乳外，不给婴儿食用其他任何液体或固体的食物。母乳是婴儿最理想的食物，正常情况下母乳所提供的营养成分，可以满足 6 月龄以内婴儿除维生素 D 以外全部营养的需要，而通过晒太阳或直接补充维生素 D，婴儿即可获得足够的维生素 D。

（1）母乳喂养的优点　①母乳最适合婴儿的消化与代谢，能满足婴儿全面营养需求。母乳中蛋白质虽然含量低于牛奶，但必需氨基酸的组成与比例适宜，蛋白质以乳清蛋白为主，有利于婴儿消化吸收；母乳脂肪颗粒小，且含乳脂酶，比牛乳更易消化吸收，且富含必需脂肪酸、多不饱和脂肪酸、卵磷脂和鞘磷脂，有利于婴儿智力发育；母乳中含有丰富的乳糖，乳糖除供能外，在小肠中可在乳酸杆菌作用下形成乳酸，抑制肠道致病菌和腐败菌的繁殖，而且乳糖在肠道还有助于钙的吸收；母乳虽所含钙量不高，但钙、磷比例适宜，易于吸收，母乳中所含铁、锌的利用率都高于牛乳。②能确保婴儿体格健康生长，有利于婴儿脑神经功能和认知发展。③有助于母婴情感交流，促进婴儿行为和心理健康。④有助于婴儿免疫系统发展，增加抗感染能力，降低患过敏性疾病的风险。⑤有助于降低婴儿远期慢性病的发生风险，有助于母体健康。⑥经济、方便、卫生，可直接喂哺，不易发生污染。

（2）婴幼儿母乳喂养指南

1）6 月龄内婴儿母乳喂养指南：①母乳是婴儿最理想的食物，坚持 6 月龄内纯母乳喂养；②生后 1 小时内开奶，重视尽早吸吮；③回应式喂养，建立良好的生活规律；④适当补充维生素 D，母乳喂养无需补钙；⑤一旦有任何动摇母乳喂养的想法和举动，都必须咨询医生或其他专业人员，并由他们帮助做出决定；⑥定期监测婴儿体格指标，保持健康生长。

2）7～24 月龄内婴幼儿喂养指南：①继续母乳喂养，满 6 月龄起必须添加辅食，从富含铁的泥糊状食物开始；②及时引入多样化食物，重视动物性食物的添加；③尽量少加糖盐，油脂适当，保持食物原味；④提倡回应式喂养，鼓励但不强迫进食；⑤注重饮食卫生和进食安全；⑥定期监测体格指标，追求健康生长。

（3）辅食添加　辅食是指除母乳和（或）配方奶以外的其他各种性状的食物，包括各种天然的固体、液体食物，以及商品化食物。婴儿满 6 月龄后，随着婴儿的生长发育，单一的母乳喂养已经不能完全满足其对能量和营养素的需求，此时是添加辅食的最佳时机，需要逐渐添加母乳以外的食物。辅助食品的添加应由一种到多种、由少量到多量、由稀到稠、由细到粗，逐步适应，应在婴儿健康、消化功能正常时添加辅食，辅食中要避免高糖、高盐和刺激性调味品（表 5-2）。

表 5-2　辅食添加进程

月龄	食物质地	辅食餐次	食物种类及数量（每日）					
			乳类	谷薯类	蔬菜类	水果类	动物类豆类	油盐
6	泥糊状	每天 1～2 次	4～6次，共800～1000ml	含铁米粉 1～2 勺	菜泥 1～2 勺	水果泥 1～2 勺	无	无
7～9	泥状、碎末状	每天 2 次，每次 2/3 碗	3～4 次，共 700～800ml	含铁米粉、粥、烂面、米饭等 3～8 勺	烂菜/细碎菜 1/3 碗	水果泥/细碎块 1/3 碗	蛋黄、肉、禽、鱼、豆腐等 3～4 勺	植物油：0～10g 盐：不加
10～12	碎块状、指状	每天 2～3 次，每次 3/4 碗	2～4 次，共 600～700ml	面条、米饭、小馒头、面包等 1/2～3/4 碗	碎菜 1/2 碗	水果小块/条 1/2 碗	蛋黄、肉、禽、鱼、豆腐等 4～6 勺	植物油：0～10g 盐：不加
13～24	条块、球块状	每天 3 次，每次 1 碗	2 次，共 400～600ml	各种家常谷类食物 3/4～1 碗多	各种蔬菜 1/2～2/3 碗	各种水果 1/2～2/3 碗	鸡蛋、肉、禽、鱼、豆制品等 6～8 勺	植物油：5～15g 盐：<1.5g

2. 人工喂养　人工喂养是指用母乳代用品如牛乳、羊乳或配方乳、代乳粉对 6 个月以内的婴儿喂哺。配方乳是以牛乳为基础的改造奶制品，使宏量营养素成分尽量接近于人乳，使之适合于婴儿的消化能力。在不能进行母乳喂养时，配方乳应作为优先选择的乳类来源，注意选择适合月龄的婴儿配方乳。

3. 混合喂养　混合喂养是指因各种原因造成的，虽然保持母乳喂养，但同时部分采用母乳代用品喂养婴儿的喂养方式。混合喂养的原则是先喂母乳，再喂牛乳或代乳品，每天应母乳喂哺 3 次以上。喂哺时让婴儿充分吸吮乳头，刺激乳汁分泌。

第 3 节　学龄前儿童的营养

从 2 周岁至满 6 周岁前（2～5 岁）的时期称为学龄前期，此阶段儿童的活动能力增强，活动范围增加，心理上好奇心强、注意力易分散、喜欢模仿，具有极大的可塑性，是培养良好生活习惯和道德品质的重要时期。

一、学龄前儿童的生长发育特点

与婴儿期相比，学龄前儿童生长速度相对减慢，但仍保持稳步地增长。学龄前儿童活动能力和活动量加大，对能量和营养素的相对需求仍高于成人。学龄前儿童经历乳牙脱落、恒牙萌出的过程，消化能力逐年提高，但咀嚼能力和消化能力仍不及成人，对能量和营养素缺乏也十分敏感。学龄前儿童不宜过早进食成人膳食，以免导致消化吸收紊乱，造成营养不良。

二、学龄前儿童的营养需要

为满足学龄前儿童生长发育和各种活动的需要，《中国居民膳食营养素参考摄入量》推荐学龄前儿童能量需要量是 1000～1400kcal/d，其中男孩略高于女孩。学龄前儿童需要摄入足量优质蛋白以满足细胞、组织的增长需要，因此对蛋白质的质量，尤其是必需氨基酸的种类和数量有一定的要求。《中国居民膳食营养素参考摄入量》建议学龄前儿童膳食蛋白质的 RNI 为 25～30g/d，其中动物性蛋白质应占 50%。膳食脂肪的供能比占总能量的 20%～30%，建议使用大豆油、菜籽油或脂肪酸比例适宜的调和油为烹调油。碳水化合物供能应占总能量的 50%～65%，且以淀粉类食物为主，不宜食用过多精制糖和甜食，同时摄入适量的膳食纤维，避免过量引起胃肠胀气、不适或腹泻。儿童时期骨骼生长迅速，需要充足的钙质，《中国居民膳食营养素参考摄入量》建议学龄前儿童钙的 RNI：2～3 岁为 600mg/d，4～5 岁为 800mg/d。随着儿童肌肉组织的发育和造血功能的完善，儿童对铁的需要量相对高于成人。《中国居民膳食营养素参考摄入量》建议学龄前儿童铁的 RNI：2～3 岁为 9mg/d，4～5 岁为 10mg/d。维生素 B_1、维生素 B_2 和烟酸在保证儿童体内的能量代谢以及促进生长发育方面有重要作用，因此均应充足供给。

三、学龄前儿童的膳食及健康管理建议

（一）食物多样，规律就餐，自主进食，培养健康饮食行为

学龄前儿童的均衡营养应由多种食物构成的平衡膳食提供，鼓励学龄前儿童自主进食和训练用筷的技能，有利于增加儿童进食兴趣和培养自信心及独立能力，促进儿童手部精细动作及运动协调功能发育。学龄前儿童活泼好动，容易饥饿，因此一日餐次分配以"三餐两点制"为宜，既保障营养需要，又不增加胃肠道负担。一日能量分配为：早餐 30%，午餐 35%，晚餐 25%，加餐 10%。

（二）每天饮奶，足量饮水，合理选择零食

建议学龄前儿童每天饮用 300～500ml 奶或相当量的奶制品，以满足钙的需求。建议每天饮水量为 600～800ml，少量多次饮用。过多地饮用含糖饮料，不仅会影响食欲，容易发生龋齿，而且还会造成过多能量摄入，导致肥胖等营养失衡问题，不利于儿童的生长发育。因此建议学龄前儿童不喝含糖饮料，首选白开水。零食尽可能与加餐结合，安排在两次正餐之间，零食量不宜多，以不影响正餐食欲为宜。

（三）合理烹调，少调料少油炸

烹调方式要符合学龄期前儿童的消化功能和特点，温度适宜、软硬适中，少调料，少油炸，易被儿童接受，注意色彩搭配，增进食欲。

（四）参与食物选择与制作，增进对食物的认知和喜爱

学龄前儿童生活能力逐渐提高，对食物选择有一定的自主性，鼓励儿童体验和认识各种食物的天然味道和质地，了解食物特性，增进对食物的喜爱。同时，在保证安全的情况下，应鼓励儿童参与家庭食物选择和制作过程，帮助儿童了解食物的基本常识和对健康的重要意义，增加对食物产生心理认同和喜爱，减少对某些食物的偏见，从而学会尊重和爱惜食物。

（五）经常户外活动，定期体格测量，保障健康成长

鼓励学龄前儿童经常参加户外游戏与活动，每天身体活动总时间应达到 180min，户外活动至少 120min，实现对其体能、智力的锻炼培养，维持能量平衡，促进皮肤中维生素 D 的合成以及钙的吸收利用。减少久坐和视屏时间，每天累计视屏时间最好不超过 1h。家长可通过定期监测学龄前儿童的身高、体重，及时调整其膳食和身体活动，以保证正常的生长发育。

第 4 节　学龄儿童的营养

学龄儿童是指从 6 周岁到不满 18 周岁的未成年人，是儿童期至成年期的过渡时期，各组织器官由稚嫩走向成熟，由能力不足趋向功能健全，在此期间，体格、性征、内分泌及心理等方面都会发生巨大变化。

一、学龄儿童的生理特点

（一）身高和体重的第二次突增期

体重每年增加 2～5kg，个别可达 8～10kg，所增加的体重占其成人时体重的一半；身高每年可增高

2～8cm，个别可达 10～12cm，所增加的身高可占其成人时身高的 15%～20%。

（二）性发育成熟

性腺发育逐渐成熟，性激素促使生殖器官发育，出现第二性征。

（三）心理发育成熟

思维活跃，记忆力强，开始关注自身形象。心理改变可导致饮食行为改变。

二、学龄儿童的营养需要

学龄儿童生长发育旺盛，神经系统不断完善，脑力活动和体力活动均需要消耗大量的能量，对能量、蛋白质的需要量与生长发育速率相一致，蛋白质的 RNI 男女分别为 35～75g/d 和 35～60g/d，脂肪提供的能量占总能量的 20%～30%，碳水化合物提供的能量占总能量的 50%～65%。

学龄儿童骨骼生长迅速，对钙的需求量显著增加，《中国居民膳食营养素参考摄入量》建议 7～17 岁钙的 RNI 为 1000～1200mg/d。青春期男生比女生在体内增加更多的肌肉。女生由于月经会丢失大量铁，需要通过膳食增加铁的摄入量。由于生长发育迅速，特别是肌肉组织的迅速增加及性的成熟，学龄儿童体内锌的储存量增多，需要增加锌的摄入量。

三、学龄儿童的膳食原则及健康管理建议

（一）主动参与食物选择和制作，提高营养科学素养

学龄儿童应积极学习营养健康知识，树立为自己健康和行为负责的信念；应主动参与家庭的食物选购，学会阅读食品标签和营养标识，做力所能及的家务。

（二）吃好早餐，合理选择零食，培养健康的饮食行为

学龄儿童应从小养成健康的饮食行为：吃好一日三餐，做到三餐规律、定时定量，不偏食挑食，不过度节食、不暴饮暴食；学会合理选择零食，在外就餐要注意合理搭配。

（三）天天喝奶，足量饮水，不喝含糖饮料，禁止饮酒

每天至少摄入 300ml 液态奶或相当量的奶制品，酸奶应选择添加糖少的，奶酪应选择含盐量低的。足量饮水，少量多次，首选白开水。禁止饮酒及含酒精饮料，应喝不含糖饮料，不能用含糖饮料代替白开水。

（四）多户外活动，少视屏时间，每天 60min 以上的中高强度身体活动

积极开展规律、多样的体力活动，避免久坐。每周至少 3d 高强度身体活动，活动前做好热身活动，避免运动损伤。视屏时间应控制在每日 2h 以内，越少越好。

（五）定期检测体格发育，保持体重适宜增长

每周自测 1 次体重，每季度自测 1 次身高，倡导科学健康观，预防营养不足和超重肥胖。引导儿童树立正确的体型认知，适应青春期体型变化。

第 5 节　老年人的营养

随着社会经济的发展和医学的进步，人类的寿命逐渐延长，老年人口比例不断增大，根据第七次全国人口普查结果显示，我国 60 岁及以上人口占总人口 18.70%，其中 65 岁及以上人口占比 13.50%，中国已进

入老龄化社会。老年人合理营养有助于延缓衰老进程，预防退行性疾病，促进健康，提高生命质量。

一、老年人的生理特点

（一）代谢功能降低

基础代谢随着年龄增长而降低，20 岁后每增加 10 岁基础代谢下降 2%～3%，同时分解代谢增强，合成代谢减弱。

（二）身体成分改变

随着年龄增长，体内瘦体组织减少，肌肉萎缩，而脂肪组织增多，使身体成分发生改变。身体水分减少主要为细胞内液减少，骨组织矿物质和骨基质均减少，导致骨密度降低，骨强度下降，易出现骨质疏松症和骨折。

（三）器官功能改变

脑、心、肺、肾等器官功能随年龄增高呈现不同程度的下降。舌乳头的神经末梢功能退化，嗅觉和味觉迟钝而影响食欲，肠道消化酶分泌减少，胃肠道蠕动缓慢，使机体对营养成分的吸收和利用能力下降。胸腺萎缩、重量减轻，T 淋巴细胞数量明显减少，导致免疫功能下降。

> **链接**
>
> **实施老年健康促进行动**
>
> 关爱老年人是中华民族的传统美德，老年人健康快乐是社会文明进步的重要标志。2019 年 7 月 15 日，国务院印发《国务院关于实施健康中国行动的意见》指出，人民健康是民族昌盛和国家富强的重要标志，预防是最经济、最有效的健康策略。健全老年健康服务体系，完善居家和社区养老政策，推进医养结合，探索长期护理保险制度，打造老年宜居环境，实现健康老龄化。65～74 岁老年人失能发生率有所下降，65 岁及以上人群老年期痴呆患病率增速下降。

二、老年人的营养需要

（一）能量

老年人基础代谢率降低，活动量减少，所需要的能量供应也相应减少，以维持理想体重为宜。

（二）蛋白质

老年人体内分解代谢增强，较易发生负氮平衡，所以膳食中要有足够的蛋白质来补偿组织蛋白的消耗，应多供给易消化、生物学价值较高的优质蛋白质，以豆类、奶类、鱼类、瘦肉和蛋类作为蛋白质的主要来源。《中国居民膳食营养素参考摄入量》建议老年人膳食蛋白质的 RNI：男性 65g/d，女性 55g/d，优质蛋白占总蛋白的 50%。老年人能量与蛋白质的推荐摄入量，见表 5-3。

表 5-3　老年人能量与蛋白质推荐摄入量

年龄（岁）	能量（kcal/d）		蛋白质（g/d）	
	男	女	男	女
65～79 轻体力活动	2050	1700	65	55
65～79 中体力活动	2350	1950	65	55
≥80 轻体力活动	1900	1500	65	55
≥80 中体力活动	2200	1750	65	55

（三）脂肪

老年人消化脂肪的能力降低，故脂肪的摄入量不宜过高，以占总能量的20%～30%为宜。烹调用油以植物油为宜，减少动物脂肪和胆固醇的摄入。

（四）碳水化合物

老年人的糖耐量降低，血糖的调节作用减弱，过多的糖在体内可转变成脂肪，引起肥胖、高血脂、糖尿病等疾病。建议碳水化合物提供的能量占总能量的50%～65%为宜，以复合碳水化合物为主的淀粉作为主食。膳食纤维能降低血脂、促进肠蠕动、预防便秘，建议每日摄入15～20g膳食纤维。

（五）矿物质

1. 钙　老年人对钙的吸收利用率下降，容易发生骨质疏松。《中国居民膳食营养素参考摄入量》建议50岁以上人群钙的RNI：1000mg/d。

2. 铁　老年人易出现缺铁性贫血。《中国居民膳食营养参考摄入量》建议50岁以上人群铁的RNI：12mg/d。应选择血红素铁含量高的食品，同时还应多食用富含维生素C的蔬菜、水果，以利于铁的吸收。

3. 钠　高钠是高血压的危险因素，老年人应减少食盐的摄入，参照一般人群膳食指南，以每日不超过5g为宜。

（六）维生素

老年人需要充足的维生素以促进代谢、延缓衰老及增强抵抗力。维生素A可维持正常视力，维持上皮组织健康和增强免疫功能，有抗癌作用；维生素E具有抗氧化作用，有助于延缓衰老进程；维生素D的补充有利于防止骨质疏松的发生发展；维生素C有抗氧化、预防肿瘤、改善脂质代谢、增强免疫力等作用；叶酸和维生素B_{12}能促进红细胞的生长，可预防贫血；叶酸、维生素B_6和维生素B_{12}能降低血液中同型半胱氨酸水平，有防治动脉粥样硬化的作用。

三、老年人的膳食原则及健康管理建议

合理营养和均衡膳食对改善老年人的营养状况、增强抵抗力、减少和延缓营养相关疾病的发生和发展、提高生活质量具有重要作用。

（一）食物品种丰富，动物性食物充足，常吃大豆制品

食物品种多样化，可选用各种杂粮谷物，努力做到餐餐有蔬菜，特别注意多选择深色叶菜，肉类摄入量争取达到平均每日120～150g，并选择不同种类的动物性食品。每日摄入300～400ml牛奶或蛋白质含量相当的奶制品。

（二）鼓励共同进餐，保持良好食欲，享受食物美味

适度增加身体活动量，增强身体对营养的需求，提升进食欲望。鼓励老年人一同挑选、制作、品尝、评论食物，营造良好氛围，帮助老年人把每日餐食作为重要的生活内容，促进老年人的身心健康。

（三）积极户外活动，延缓肌肉衰减，保持适宜体重

户外活动能够使人体更好地接受紫外线照射，有利于体内维生素D合成和延缓骨质疏松的发展。建议老年人积极主动锻炼身体，根据自己的生理特点和健康状况来确定运动强度、频率和时间。从降低营养不良风险和死亡风险的角度考虑，老年人体重不宜过低，BMI在20.0～26.9kg/m^{2}更为适宜。

（四）定期健康体检，测评营养状况，预防营养缺乏

老年人应根据自身状况，每年可以参加1～2次健康体检。关注自身饮食，自我测评营养状况。

链接

高龄老人（80岁及以上）的膳食原则

①食物多样，鼓励多种方式进食；②选择质地细软，能量和营养素密度高的食物；③多吃鱼禽肉蛋奶和豆，适量蔬菜配水果；④关注体重丢失，定期营养筛查评估，预防营养不良；⑤适时合理补充营养，提高生活质量；⑥坚持健身与益智活动，促进身心健康。

目标检测

一、名词解释

1. 母乳喂养　　2. 人工喂养　　3. 混合喂养

二、单项选择题

1. 孕妇易缺乏的微量元素有（　　　）

　　A. 钙、铁、碘

　　B. 锰、铁、锌

　　C. 铁、碘、锌

　　D. 铜、碘、锌

　　E. 钙、铁、碘、锌

2. 妊娠晚期孕妇蛋白质的摄入量是在非孕妇女的基础上每天增加（　　　）

　　A. 10g　　　　　　　　B. 15g

　　C. 20g　　　　　　　　D. 25g

　　E. 30g

3. 不能通过乳腺进入乳汁的营养素有（　　　）

　　A. 钙和铁

　　B. 长链多不饱和脂肪酸和铁

　　C. 必需氨基酸和钙

　　D. 钙和维生素D

　　E. 维生素D和铁

4. 乳母对铁的需要主要用于（　　　）

　　A. 供给婴儿生长发育

　　B. 预防婴儿缺铁性贫血

　　C. 补偿分娩时失血而造成的铁缺失

　　D. 胎儿铁储备

　　E. 促进胎儿免疫力提高

5. 婴儿添加辅助食物的时间是从出生后几个月开始（　　　）

　　A. 4～5　　　　　　　　B. 5～6

　　C. 6　　　　　　　　　D. 6～7

　　E. 7

6. 提倡母乳喂养的原因是（　　　）

　　A. 母乳中蛋白质易消化

　　B. 母乳中的脂肪颗粒小易消化

　　C. 母乳不易过敏

　　D. 母乳中的钙吸收率高

　　E. 以上都是

7. 老年人的代谢功能改变表现为（　　　）

　　A. 合成代谢降低，分解代谢降低

　　B. 合成代谢减弱，分解代谢增强

　　C. 合成代谢增高，分解代谢降低

　　D. 合成代谢增高，分解代谢增高

　　E. 合成代谢与分解代谢仍然保持平衡

8. 下列描述老年人身体成分改变错误的是（　　　）

　　A. 细胞数量减少　　　　　　B. 细胞内液减少

　　C. 骨组织矿物质减少　　　　D. 脂肪组织减少

　　E. 肌肉组织减少

三、简答题

1. 孕期营养不良对于胎儿生长发育有哪些影响？

2. 简述母乳喂养的优点。

3. 简述婴儿辅食添加的时间及原则。

4. 人体衰老时机体会有哪些生理变化？在老人膳食安排上应注意哪些问题？

（刘丹阳）

第6章
营养调查及评价

居民营养与健康状况反映了一个国家或地区经济发展、卫生保健与人口素质高低的水平。营养调查与人口普查一样，是一项基础性工作，是营养工作者进行科学研究的前提，也是农业、食品行业等制定发展规划的依据。通过营养调查所取得的科学数据，常用于指导居民合理膳食，改善居民营养状况，以达到预防或减少营养相关疾病，促进人民群众健康的目的。我国于1959年、1982年和1992年分别进行了三次全国性营养调查。2002年，在全国范围内开展了"中国居民营养与健康状况调查"。2010～2012年，我国开展了中国居民营养与健康状况监测，为不同历史时期的营养改善政策提供了重要依据。

第1节 概 述

营养调查（nutrition survey）是指运用各种手段准确地了解某人群或特定个体各种营养指标的水平，以判断其营养和健康状况。营养调查是公共营养的重要内容和手段，营养评价则是全面评价营养调查的内容，并对其中呈现的营养问题提出有效的解决措施。

一、营养调查的目的

1. 了解不同地区、不同人群的膳食结构和营养状况并评价，同时预测其可能的发展趋势。
2. 发现与膳食和营养因素有关的营养问题，为监测提供依据。
3. 为营养相关研究提供基础资料。
4. 为国家制定营养及相关政策，确定社会发展规划提供依据。

二、营养调查的内容

营养调查一般由膳食调查、体格检查、营养状况实验室检查和营养缺乏病的临床检查四部分组成。上述四部分内容相互联系、相互验证，一般应同时进行。全面的营养调查应与健康检查同步进行，可以综合地分析人群营养与健康的关系，找出其原因和影响因素，提高营养干预的针对性和有效性。

三、营养调查的步骤

营养调查一般包括下列步骤。
（1）确定营养调查的目的。
（2）根据调查目的确定调查对象和人群。
（3）确定抽样方法。
（4）制订调查工作内容、方法和质量控制措施。
（5）调查前人员准备，包括组织动员调查对象以及调查员的培训。
（6）现场调查、体格检查、样本采集及指标检测。
（7）数据管理、统计分析及结果反馈。
（8）形成调查报告。

在营养调查工作中，调查计划的科学性、严谨性和可行性是保证调查质量的前提，同时调查对象的配合程度、调查人员的专业知识技能水平和工作态度以及各级领导的支持也是影响调查质量的重要因素。

链接

《中国居民膳食指南科学研究报告（2021年）》——中国居民营养与健康状况研究

1. 我国居民营养状况和体格明显改善。
2. 居民生活方式改变，身体活动水平显著下降。
3. 超重肥胖及膳食相关慢性病问题日趋严重。
4. 膳食不平衡是慢性病发生的主要危险因素。
5. 城乡发展不平衡，农村地区膳食结构亟待改善。
6. 孕妇、婴幼儿和老年人的营养问题仍需特别关注。
7. 食物浪费问题严重，营养素养有待提高。

第2节 营养调查内容与评价

一、膳食调查与评价

膳食调查是对个人、家庭或人群一定时间内各种食物摄入量及营养素摄入状况的调查，用来评价调查对象摄入的能量和营养素满足机体需要的程度。膳食调查既是营养调查的基本组成部分，但本身又具有相对的独立性。独立的膳食调查结果可以成为指导单位或人群改善营养的依据。

膳食调查方法有称重法、记账法、24h回顾法、化学分析法和食物频数法等。因每种方法都有其优缺点，故实际工作中，常采用多种方法的组合以提供更准确的调查结果。了解被调查对象在一定时间内通过膳食摄取的能量、各种营养素的数量和质量，据此来评价被调查对象能量和营养素需求获得满足的程度。

（一）膳食调查方法

1. **称重法** 称重法是运用标准化的称量工具对食物量进行称重，从而了解调查对象当前食物消费情况的一种方法。详细记录某一集体（单位或家庭）或个人一日三餐所摄取食物种类，并运用各种工具对食物进行称重，借助食物成分表，计算出每人每日热能和各种营养素的平均摄入量。调查时间一般为3～7d。

称重法的一般步骤如下。

（1）准确记录各种食物（含调味品）的名称。

（2）准确称量每餐各种食物的生重、熟重及剩余食物量。

（3）通过生熟比值，计算食物的净消耗量。

（4）分类汇总消耗的食物，计算每人每日的食物消耗量。

（5）利用食物成分表，计算每人每日热能和营养素的摄入量。

使用称重法时，若被调查群体的进餐人员在年龄、性别、劳动强度上差别不大时，可由食物的总消耗量除以人数直接求出相当于每人每日各种食物的平均摄入量；若被调查群体的进餐人员年龄、性别、劳动强度等差异较大，则应计算混合系数，将个体折算成"标准人"再计算每人每日热能和营养素的摄入量。

称重法因其称量准确而被称为"金标准"，并成为衡量其他调查方法准确性的标尺。因其工作过程烦琐，人力、财力、物力要求较高，被调查对象的配合度要求高，且食物记录过程可能会干扰调查对象的正常就餐，出现结果偏低现象，故不适于长时间、大规模膳食调查。

2. 记账法　记账法是通过记录查阅研究对象一定时间内各种食物消耗总量和就餐者的人次数,计算出平均每人每日能量及营养素摄入量的一种方法。记账法简便快速,适用于大样本长时间调查,但准确度稍差,且膳食账目的完整度直接影响膳食调查结果的准确性和真实性,因此对膳食账目的记录有较高要求。

3. 24h 回顾法　24h 回顾法是通过询问调查对象过去 24h 实际的膳食摄入情况,对其食物摄入量进行计算的一种方法。24h 回顾法中的 24h 通常是指从调查时间点开始向前推 24h。在实际工作中,通常连续调查 3d,即每天回顾 24h 进餐情况,连续进行 3d。

食物量一般采用家用食物量具、食物模型或图谱进行估计,而信息的获取方式多种,包括面对面询问记录、调查表(纸质版或电子版)填写等,前者更常用,准确度也更高。但调查者需要经过培训,掌握引导方法帮助被调查者准确回顾,调查结果的准确度与调查者的专业技巧、职业态度相关性极高。

24h 回顾法所用时间短,适用于家庭、散居特殊人群的膳食调查。统计分析发现,在质量控制下,连续 3 日的 24h 回顾法与称重法的调查结果相比较差别不显著,与被调查者真实的食物摄入情况接近。

> **链接**
> **询问法的注意事项**
> (1)调查人员必须目标明确、态度诚恳、举止文明。
> (2)调查人员必须佩戴证件,遵守预约时间,尊重调查对象的习惯。
> (3)每次入户调查,时间控制在 20~40min。
> (4)7 岁以下及 70 岁以上的调查对象不宜开展询问法。

4. 化学分析法　化学分析法是在实验室中测定受试者进食的食物所含成分,准确地获得各种营养素摄入量。样品的收集常采用双份饭菜法,一份供食用,另一份作为分析样品。要求收集的样品在数量和质量上要与实际食用的食物一致。化学分析法费用较高,仅适用于较小规模的调查,如营养代谢试验。

5. 食物频数法　食物频数法又称为食物频率法,是估计被调查对象在一段时期内摄入某种食物的频率的方法。根据需要又可分为定性和定量两种。定性即只收集每种食物特定时期内的摄取次数,而不收集其食物量,调查时间可长可短;定量则在定性的基础上还需要收集食物的数量或份额,通常需要提供辅助参考物用于估计食物的量。

该法一般以问卷形式开展,通过调查每日、每周、每月甚至每年食物的摄入种类和次数来评价个体的膳食营养状况。问卷包括食物名单和食物的频率。食物名单根据调查目的设定,如研究营养相关疾病和膳食的关系时,则主要罗列出与疾病相关的食物。

食物频数法能够迅速得到食物摄取种类和数量,其结果可作为研究慢性病与膳食模式关系的依据,在流行病学中起着重要的作用。但其调查食物的量和频次因被调查者摄入的不同而有较大偏倚,准确性较差。

(二)膳食调查结果评价

膳食调查结果评价是将膳食调查结果中每人每日食物、热能和营养素的摄入量,与中国居民膳食宝塔、中国居民膳食营养素参考摄入量(DRIs)比较,分析被调查对象热能和营养素是否通过食物摄入得到满足。膳食调查结果评价可通过以下步骤实施。

1. 确定平均每日食物摄入量　通过计算得出每人每日各种食物的摄入量,并将其按照食物类别归类汇总。

2. 确定平均每日营养素摄入量　借助食物成分表,将摄入的食物量换算成摄入的热能和营养素的量,并进行能量、蛋白质和脂肪等的来源分析。

3. 膳食结构分析 对照中国居民膳食宝塔的理想膳食结构,膳食调查结果的食物摄入量(生重)应基本符合膳食宝塔每层食物的要求。

4. 与DRIs比较评价 对于个体而言,可从以下几方面比较。

(1)能量 摄入量应占供给量标准的90%~110%,低于标准80%为供给不足,低于60%则认为是缺乏。

(2)蛋白质 摄入量应不超出推荐摄入量的±10%为宜。按能量计算,成人占总能量10%~15%,儿童占总能量12%~15%,保证优质蛋白质(动物性蛋白及豆类蛋白)占总蛋白质的1/3以上。

(3)脂肪 按能量计算不超过总能量的30%,胆固醇的摄入量应小于300mg,饱和脂肪酸供能一般低于总能量的10%,其余20%的能量由单不饱和脂肪酸和多不饱和脂肪酸提供。

(4)其他营养素 若能满足80%以上即可视为正常,若高于UL值则为摄入过量。

二、体格检查与评价

 案例6-1

在进行体格检查时,调查员用钢卷尺测量了一位20岁学生的身高,所测数据为175cm,用体重计测得其体重90kg,腰围98cm,臀围101cm。体检发现在60mm范围内出血点达10个,其余检查未发现异常。在测量腰围时,调查员按下列步骤进行测量:被测者自然站立,低头含胸,测量者选择被测量者腰部最细部位作为测量点,将钢卷尺绕腰一周,在吸气未呼出时读数,并记录读数。请根据上述情景描述回答以下问题。

问题: 1. 体格测量时有无不当之处,若有,请纠正。

2. 根据测量结果,请评价该被调查者的营养状况。

机体的形态及其相关定量指标在一定程度上可以反映出机体的营养状况。对于学龄前儿童,其体格检查结果更是营养状况反映的灵敏指标。检查项目视调查目的及调查对象不同而异,常用的有身高(婴幼儿为身长)、体重、围度(胸围、腰围、臀围、上臂围等)、皮褶厚度等。

1. 标准体重 标准体重又称理想体重,是指不同年龄、性别和不同身高条件下符合健康概念的体重值,可用Broca改良公式和平田公式进行计算。

Broca改良公式:标准体重(kg)=身高(cm)-105

平田公式:标准体重(kg)=[身高(cm)-100]×0.9

标准体重的准确性存在质疑,作为判断标准已较少使用。

2. 体重指数(body mass index,BMI) BMI是目前评价人体营养状况最常用的方法之一。体重指数(BMI)=体重(kg)÷[身高(m)]^2。评价标准见表6-1。

表6-1 中国成年人体重分类(18~64岁)	
分类	BMI(kg/m^2)
肥胖	BMI≥28.0
超重	24.0≤BMI<28.0
体重正常	18.5≤BMI<24.0
体重过低	BMI<18.5

3. 年龄别体重、年龄别身高和身高别体重 这组指标主要用于评价儿童生长发育与营养状况。年龄别体重主要适用于婴幼儿,年龄别身高反映长期营养状况及其造成的影响,身高别体重反映近期营养状况。儿科中常将身高与体重结合起来,采用中位数百分比法进行评价,即调查儿童的身高或体重达到

同年龄、性别人群参考标准中位数的百分比。按身高别体重评价营养状况的评价标准见表6-2。一般应先用年龄别身高排除生长迟滞者，再用身高别体重筛查出消瘦者。

表 6-2　按身高别体重中位数百分比来评价营养状况

按身高别体重中位数（%）	营养状况
≥120	肥胖
90~119	适宜
80~89	轻度营养不良
70~79	中度营养不良
60~69	重度营养不良

4. 腰围、臀围及腰臀比　腰围、臀围及腰臀比也是评价人体营养状况的重要指标。测量腰围时受检者应空腹直立、双臂自然下垂、双脚分开 25~30cm，测量时平稳呼吸，不要收腹或屏气，在肚脐以上 1cm、以腋中线肋弓下缘和髂嵴连线中点的水平位置为测量点。中心性肥胖可以通过腰围直接判定，见表6-3。

表 6-3　成人向心性肥胖（中心性肥胖）分类

分类	腰围值（cm）
中心性肥胖前期	85≤男性腰围<90 80≤女性腰围<85
中心性肥胖	男性腰围≥90 女性腰围≥85

臀围是耻骨联合和背后臀大肌最凸处的水平周径，反映髋部骨骼和肌肉的发育情况。腰臀比是腰围（cm）和臀围（cm）的比值。正常成年人腰臀比：男性<0.9，女性<0.85，超过此值为中心性肥胖，又称为腹型或内脏型肥胖。

5. 皮褶厚度　皮褶厚度是通过测量皮下脂肪厚度来估计体脂含量的方法。测量点有肩胛下角、肱三头肌和脐旁三个部位，分别代表个体躯干、肢体、腰腹等部分的皮下脂肪堆积情况。成人肱三头肌皮褶厚度（TSF）正常参考值为男性 8.3mm，女性 15.3mm。比较值=实测值/参考值（表6-4）。

表 6-4　肱三头肌皮褶厚度评价标准

比较值	评价
>90%	正常
80%~90%	轻度热能营养不良
60%~79%	中度热能营养不良
<60%	重度热能营养不良

正常成年男性的腹部皮褶厚度为 5~15mm，>15mm 为肥胖，<5mm 为消瘦；正常成年女性的腹部皮褶厚度为 12~20mm，>20mm 为肥胖，<12mm 为消瘦，40 岁以上妇女测量此部位更有意义。

正常成人肩胛下角皮褶厚度的平均值为 12.4mm，超过 14mm 就可诊断为肥胖。

实际测量时常采用肩胛下角和上臂肱三头肌腹处的皮褶厚度之和，并根据相应的年龄、性别标准来判断。皮褶厚度一般不单独作为肥胖的标准，通常与身高、标准体重结合起来判定。

6. 上臂围 上臂围一般测量左上臂肩峰至鹰嘴连线中点的臂围长。我国 1～5 岁儿童上臂围＜12.5cm 为营养不良，12.5～13.5cm 为营养中等营养，＞13.5cm 为营养良好。上臂肌围=上臂围–3.14×肱三头肌 皮褶厚度，成年人正常参考值为男性 25.3cm、女性 23.2cm。

> **链接**
>
> ## 体重指数与皮褶厚度测量
>
> 体重指数（BMI）把个体体重作为判断胖瘦的标准，会把部分隐性肥胖者（体重正常，但肌 肉较少，体脂含量超标者）作为正常人，也会把部分肌肉发达者作为肥胖者，但将 BMI 作为普通 人群肥胖与否的判断标准较为常用。皮褶厚度直接对皮下脂肪进行测量，避免了肌肉等人体成分 过高对总体重的影响。对肌肉发达或隐性肥胖者用皮褶厚度测量更加准确。

三、营养状况的实验室检查

营养状况的实验室检查指采用生化、生理等检测手段，测定机体各种营养素或其代谢产物水平，以 判断机体有无营养素缺乏或过剩。尤其是营养素的缺乏或不足前期并无典型的临床症状，只能通过对体 液、排泄物中的营养素或其代谢产物的水平测定来予以判断，以便尽早地采取预防措施。常见的检查方 法如下。

1. 血液中营养素或其标志物水平。
2. 尿液中营养成分或其代谢产物排出情况。
3. 与营养素相关的血液成分或酶活性的改变。
4. 进行营养素负荷试验。

具体指标及其正常参考值如表 6-5 所示。

表 6-5　人体营养状况的生化检测常用指标

营养素	检测指标
蛋白质	血清总蛋白、血清白蛋白（A）、血清球蛋白（G）、白/球（A/G）、空腹血中氨基酸总量/必需氨基酸、鸟羟脯氨酸系数、游离氨基酸、必要的氮损失等
血脂	总脂、甘油三酯、α 脂蛋白、β 脂蛋白、胆固醇（包括胆固醇酯）、游离脂肪酸、血酮体等
钙、磷及维生素 D	血清钙（包括游离钙）、血清无机磷、血清钙磷乘积、血清碱性磷酸酶、血浆 25-OH-D_3、血浆 1, 25-(OH)$_2$-D_3等
锌	发锌、血浆锌、红细胞锌、血清碱性磷酸酶活性
铁	全血血红蛋白浓度、血清运铁蛋白饱和度、血清铁、血清铁蛋白、血液血细胞比容（HCT 或 PCV）、红细胞游离原卟啉、平均红细胞体积（MCV）、平均红细胞血红蛋白含量（MCH）、平均红细胞血红蛋白浓度（MCHC）等。
维生素类	维生素 A：血清视黄醇、血清胡萝卜素。维生素 B_1：红细胞转酮醇酶活性系数、5mg 负荷尿试验。维生素 B_2：红细胞谷胱甘肽还原酶活性系数、5mg 负荷尿试验。烟酸：50mg 负荷尿试验。维生素 C：血浆维生素 C 含量、500mg 负荷尿试验。叶酸：血浆叶酸、红细胞叶酸等
其他	尿糖、尿蛋白、尿肌酐、尿肌酐系数、全血丙酮酸等

四、营养缺乏病的临床检查

营养缺乏病缘于体内长期缺乏一种或多种营养素所导致机体出现的一系列临床症状，但大量临床检 查发现，临床体征的病因并非专一性地属于某种营养素缺乏，一种营养素缺乏时亦可伴随有其他营养素 的不足。营养缺乏病体征的检查方法与其他临床检查方法类似，在自然光线下主要以视诊，配合触诊、 听诊等顺序进行检查。常见营养缺乏病及其临床体征见表 6-6。

表 6-6 常见营养缺乏病的临床体征

营养缺乏病	临床体征
蛋白质-能量营养不良	幼儿：消瘦，生长发育迟缓或停止，皮下脂肪少，皮肤干燥、无弹性、色素沉着、水肿，肝脾大，头发稀少等。儿童和成年人：皮下脂肪减少或消失，体重降低，颧骨突起，水肿等
维生素 A 缺乏病	结膜、角膜干燥，夜盲症，比托斑，皮肤干燥、毛囊角化等
维生素 B_1 缺乏病	外周神经炎，皮肤感觉异常或迟钝，体弱、疲倦、失眠，胃肠症状、心动过速，甚至出现心力衰竭和水肿等
维生素 B_2 缺乏病	口腔-生殖综合征。口角炎、唇炎、舌炎，口腔黏膜溃疡，脂溢性皮炎，阴囊皮炎及阴唇炎等
烟酸缺乏症	皮炎、腹泻、痴呆等三 "D" 症状。舌炎，舌裂，胃肠症状、失眠、头痛、精神不集中、肌肉震颤，有些患者甚至出现精神失常等
维生素 C 缺乏病	齿龈炎，齿龈肿痛，出血；全身点状出血，皮下、黏膜出血，重者皮下、肌肉和关节出血、血肿出现等
维生素 D 缺乏病	幼儿：骨骺肿大，串珠肋，前囟未闭，颅骨软化，肌张力过低等 儿童：前额突出，O 形腿或 X 形腿，胸骨变形（哈氏沟，鸡胸） 成年人：骨质软化，骨痛、肌无力和骨压痛，骨质疏松等
碘缺乏病	地方性甲状腺肿可见甲状腺增生肥大，巨大肿块压迫气管可有呼吸困难；克汀病有智力低下和精神发育不全
锌缺乏病	生长迟缓、食欲缺乏、皮肤创伤不易愈合。性成熟延迟、第二性征发育障碍、性功能减退、精子产生过少等
硒缺乏	心脏扩大、急性心源性休克及严重心律失常，常可引起死亡

五、营养调查的综合评价

结合营养调查四个方面的结果，可对被调查对象的营养状况做出综合评价。膳食调查、体格检查、营养状况实验室检查结果与营养缺乏病的发生、发展过程密切相关，应根据各部分营养调查结果进行全面的综合评价。常见综合评价情况如下。

1. 膳食调查、体格检查、实验室检查和营养缺乏病的临床特征检查结果均吻合，则应诊断为某种营养素缺乏症，并立即采取综合措施予以治疗。例如，某儿童血清总蛋白<60g/L，一段时间内膳食中蛋白质摄入不足，身体逐渐消瘦，四肢按压发现水肿，且体型较同龄同性别儿童矮小，即可诊断为蛋白质-能量营养不良。常见评价要点如表 6-7 所示。

表 6-7 营养调查综合评价实例

评价要点	膳食调查	体格检查	营养状况实验室检查	营养缺乏病的临床检查
诊断指标（至少一个）	长期食物摄入不足、母乳不足喂养不当 饥饿 拒食	皮褶厚度减小，BMI<18.5kg/m²，儿童可根据生长发育曲线图判断	血红蛋白、血清蛋白、血清运铁蛋白、血清甲状腺素结合前蛋白等指标下降	消瘦型：明显消瘦，肌肉重量减小，肌萎缩；皮肤干燥、毛发稀少 水肿型：凹陷性水肿，肝大；皮肤干燥、毛发稀少；色素沉着；精神萎靡、反应冷淡

2. 膳食调查中某些营养素供给不足，实验室检查也缺乏，但临床检查症状不明显，可评定为某种营养素供给不足。如立即改善膳食可以起到早期预防的作用。

3. 膳食调查中某种营养素供给量不足，实验室检查无异常，临床检查亦无相关症状，可认为该营养素不足为新近发生，及时纠正也可早期预防。

4. 膳食调查未发现营养素供给不足或缺乏，但实验室检查指标异常，且临床体征明确，则说明某种营养素缺乏已长期存在，但在膳食调查时有所改善，亦有可能是食物烹调方法不当使营养素损失而机体实际摄入量少。

5. 膳食调查无不足或缺乏，无典型临床体征出现，但实验室检查指标结果异常。该种现象不能评定为膳食中某种营养素供给不足，可能是烹调方法不当，也可能是生理性或病理性条件下机体需要或消耗量增加所致，应针对原因增加营养素的供应以预防营养缺乏病的发生。

6. 膳食调查结果及实验室检查均正常，但有临床体征出现，此种条件下不能评定为某种营养素不足或缺乏，推测可能是较长时间以前某种营养素缺乏，但经过预防和治疗，目前正在逐渐恢复。

目标检测

一、名词解释

1. 营养调查　　2. 膳食调查　　3. 24h 回顾法

二、单项选择题

1. 在实际工作中，24h 膳食回顾法通常选用的连续调查天数是（　　）

A. 1d　　　　　　　　　　　B. 3d

C. 5d　　　　　　　　　　　D. 7d

E. 10d

2. 营养调查不包括（　　）

A. 膳食调查

B. 遗传病调查

C. 营养状况实验室检查

D. 营养缺乏病的临床检查

E. 体格检查

3. 我国 1～5 岁儿童上臂围<12.5cm 为（　　）

A. 营养不良　　　　　　　　B. 营养过剩

C. 营养中等　　　　　　　　D. 营养良好

E. 营养匮乏

4. 膳食调查方法不包括（　　）

A. 称重法　　　　　　　　　B. 计算法

C. 化学分析法　　　　　　　D. 24h 回顾法

E. 食物频数法

三、简答题

常见营养调查的综合评价有哪些？

（李　晶）

第**7**章
营养不良与营养支持

人体在生理或病理情况下，由于多种因素造成营养素摄入绝对或相对不足，导致营养不良，需要通过饮食或临床营养支持进行补充，从而改善机体营养状况，进而维护健康及治疗疾病。

第1节 营 养 不 良

随着经济的发展，我国居民的膳食营养状况有了显著的改善，但仍然存在营养不足的问题，营养过剩的现象也日益突出。

一、营养不良的概念及分类

（一）营养不良的概念

营养不良是一种不正常的营养状态，是由能量、蛋白质及其他营养素不足或过剩造成的组织、形体和功能改变及相应的临床表现。营养不良主要包括营养过剩和营养不足两个方面。营养过剩早期表现为超重，可进一步发展成肥胖病。临床上，营养不足通常指蛋白质-能量营养不良。

（二）蛋白质-能量营养不良的分类

1. 干瘦型　干瘦型是由于热能严重不足引起，通常表现为机体矮小、消瘦、皮下脂肪消失、肌肉松弛、头发干燥易脱落、体弱乏力、萎靡不振。

2. 水肿型　水肿型是由于严重蛋白质缺乏引起周身水肿，眼睑和身体低垂部水肿，皮肤干燥萎缩、角化脱屑，或有色素沉着，头发脆弱易断和脱落，指甲脆弱有横沟，无食欲，肝大，常有腹泻和水样便。

3. 混合型　混合型为最严重的一类蛋白质-能量营养不良，是由于蛋白质和能量摄入均不足所致，症状介于干瘦型和水肿型之间，并可伴有其他营养素缺乏的表现。

二、营养不良的原因

1. 喂养不当　长期摄食不足，如母乳喂养不足又未能尽早添加辅食；人工喂养者提供食物的质量和数量未能满足需要，如奶类稀释过度，或单纯用淀粉类食品喂哺；断奶时，婴儿不能适应新添加的食品等。

2. 饮食习惯不良　饮食不规律、偏食，出现反刍习惯或神经性呕吐等。

3. 疾病因素　疾病影响食欲，妨碍食物的消化、吸收和利用，并增加机体的消耗，如创伤感染、腹部不适、消化道梗阻等原因使患者进食较少或不愿饮食；肠瘘及为确保消化道术后吻合口痊愈，适当延长禁食时间等导致的营养不良；较大手术后患者处于创伤应激状态，消耗能量增加，分解代谢旺盛，合成代谢下降，在无法进行足够营养补充的情况下，机体自身消耗导致营养不良。

第2节　营养支持

在临床上，患者营养状况的好坏影响着疾病的治疗效果和健康转归。因此，根据患者的营养状况和疾病特点，迫切需要提供科学合理的营养支持，以促进机体尽快康复。临床营养支持又称临床营养，是把营养素的供给作为临床治疗方法，根据不同疾病的需要和所用营养制剂的不同，采用不同的途径将营养素提供给机体的治疗方法。临床营养支持分为肠外营养和肠内营养。

一、肠外营养

肠外营养是通过肠道以外的通路即静脉途径输注能量和各种营养素，以达到纠正或预防营养不良、维持营养平衡目的的营养补充方式。根据不同疾病的需要和输入途径的不同，临床上肠外营养通常分为经中心静脉肠外营养（又称中心静脉营养）和经外周静脉肠外营养（又称周围静脉营养）。经中心静脉肠外营养是以微创手术将导管导入中心静脉，利用较大血管输注营养素的肠外营养方法，患者需要的所有营养物质均经静脉输入。经外周静脉肠外营养是置管于外周静脉实施的肠外营养方法。经外周静脉肠外营养仅是部分营养物质经静脉输入，是对肠内营养患者摄入不足的补充。

（一）肠外营养液的置管方式

经中心静脉肠外营养适用于预计肠外营养治疗需 2 周以上的患者。临床上多选用上腔静脉，可穿刺锁骨下静脉、锁骨上静脉、颈内静脉、颈外静脉。将静脉导管插入上腔静脉或从静脉的属支插入导管，一般插入 13～15cm 即可达上腔静脉。当无法从上腔静脉插入时，可采用下腔静脉。由于选择管径较粗、血流较快的上下腔静脉作为营养输注途径，故可使用高渗溶液（＞900mOsm/L）和高浓度营养液。经腔静脉置管输液，不受输入液体浓度和速度的限制，而且能在 24h 内持续不断地输注液体，保证机体需要，还能减少患者痛苦，避免浅表静脉栓塞、炎症等并发症。

经外周静脉肠外营养疗程一般在 15d 以内，主要是改善患者手术前后的营养状况，改善营养不良。采用浅表静脉，多为上肢末梢静脉。一般先在手背行静脉穿刺，然后将穿刺点逐渐向前臂、上臂上移。如患者只需短期经外周静脉肠外营养，则可直接选择前臂静脉穿刺。由于采用经外周静脉穿刺，操作比经中心静脉肠外营养方便，可在普通病房内实施，但所用营养液的渗透压应＜900mOsm/L，以避免对静脉造成损害。

鉴于经中心静脉肠外营养和经外周静脉肠外营养的局限性，近年来，临床上开始使用一种新的肠外营养支持途径，即经外周静脉穿刺置入中心静脉导管，多采用肘部静脉（如正中静脉、头静脉、贵要静脉）。这种方法操作比较简单，并发症发生率低，且适用于长期肠外营养。

（二）肠外营养制剂的种类

肠外营养制剂没有统一的配方，但必须含有全部人体所需的营养物质，应根据患者的年龄、性别、体重或体表面积及病情需要等制备。肠外营养制剂的基本要求包括无菌、无毒、无热原；适宜的 pH 和渗透压；良好的相容性、稳定性、无菌无热原包装等。

肠外营养制剂的组成成分包括蛋白质（氨基酸）、脂肪、糖类、多种维生素、多种微量元素、电解质和水等，均系中小分子营养素。应提供足够的水分，能量为 30～35kcal/（kg·d），以维持患者的营养需要。

1. 葡萄糖　肠外营养配方中一般常用 25%～50% 的高浓度葡萄糖溶液，每日提供 200～250g 葡萄糖。葡萄糖的渗透压较高，经外周静脉输入易引起血栓性静脉炎，故只能经中心静脉输入。

2. 脂肪乳剂　脂肪乳剂是肠外营养的另一种重要能源，可以提供 30%～50% 的总能量。以大豆油或红花油为原料，经卵磷脂乳化制成的脂肪乳剂，有良好的理化稳定性。临床常用的有 10%、20% 和 30% 的脂肪乳剂，成人用量为 1～2g/（kg·d）。输注时，通常在最初的 15～30min 内速度不超过 1ml/min，半小时后可逐渐加快。

3. 复方氨基酸溶液　复方氨基酸溶液是人工合成的结晶左旋氨基酸根据临床需要以不同模式配制而成，包括必需氨基酸与某些非必需氨基酸，是肠外营养的唯一氮源。临床常用的复方氨基酸溶液的用量可根据体表面积或体重计算，一般为 6～8g/m² 或 0.15～0.2g/（kg·d）。

近年来，临床使用的复方氨基酸溶液一般含有 8 种必需氨基酸和数量不同的非必需氨基酸。其中临床上常规使用的成人复方氨基酸溶液中含有 13～20 种氨基酸，包括所有必需氨基酸，但还未确定最佳的氨基酸组合。对于某些疾病的患者，配方成分上作了必要的调整，可分别应用于肾衰竭、肝功能衰竭及严重创伤等患者。

4. 水与电解质　在正常情况下，成人每天需水 30ml/kg，儿童 30～120ml/kg，婴儿 100～150ml/kg。水的需要量与能量的摄入有关，成人每提供 4.184kJ 能量需 1.0ml 的水，婴儿为 1.5ml，有额外丢失时，需水量增加。

电解质主要是用于维持血液的酸碱平衡和水盐平衡。值得强调的是，电解质的补给量不是固定不变的，因患者的病情、病程不同而有相应的变化，需根据血清及 24h 尿中的电解质检查结果予以调整。常用的肠外营养电解质溶液有 10% 氯化钠、10% 氯化钾、10% 葡萄糖酸钙、25% 硫酸镁及有机磷制剂等。成人每天液体生理需要量约 2000ml。

5. 维生素与微量元素　维生素参与碳水化合物、脂肪、蛋白质代谢及人体生长发育、创伤修复等。肠外营养一般只能提供生理需要量，有特殊营养需求的患者（如烧伤、肠瘘患者等）需要额外补充。微量元素参与酶、核酸、多种维生素和激素的作用。执行肠外营养时，由于制剂制备精纯，长期使用可导致微量元素的缺乏，必须引起重视，注意补充微量元素。目前，国内已有水溶性维生素、脂溶性维生素和微量元素等静脉用制剂。

（三）肠外营养适应证和禁忌证

1. 肠外营养适应证　肠外营养的基本适应证是胃肠道功能严重障碍或衰竭。凡存在营养不良需要进行营养支持，或预计 2 周以上无法正常饮食者，都适合肠外营养支持。

（1）消化系统疾病

1）胃肠道炎性疾病：对于肠结核、溃疡性结肠炎、放射性肠炎等胃肠道炎性疾病，肠外营养可减少胃肠蠕动，减少消化液分泌，使肠道充分休息，有利于胃肠道炎性疾病急性期患者控制炎症和缓解症状。

2）短肠综合征：小肠广泛切除 4～6 周以内的患者，很难在术后短期内经胃肠吸收充足的营养物质，需要及时供给肠外营养。肠外营养可显著改善患者营养状况，有利于肠道的代偿性增生和适应。术后可根据肠道功能恢复情况，逐步过渡到肠内营养。

3）消化道瘘：因所进食物会从瘘口排出，造成营养物质吸收障碍，而且患者会发生腹腔感染、脱水及电解质紊乱等并发症。一般早期宜采用肠外营养支持，肠外营养不仅可以供给充足的营养，还可使消化系统得到休息，大大减少消化液的分泌与丢失，促进组织愈合。

4）急性重症胰腺炎：禁食是治疗急性重症胰腺炎的重要方法，不但可使患者减少呕吐，减轻腹部疼痛等症状，还能使肠道充分休息，减少胰液、胰酶分泌。肠外营养可满足患者禁食时机体的营养需要。

5）胃肠道梗阻：临床常见的有幽门梗阻、贲门癌、炎性粘连性肠梗阻、新生儿胃肠道闭锁等。肠外营养可满足患者梗阻解除前机体的营养需要。

6）其他疾病：严重营养不良伴长期小肠运动与吸收功能障碍，如严重腹泻、小肠黏膜萎缩、放射性肠炎、顽固呕吐等。

（2）应激、高分解代谢状态　严重复合伤、大面积烧伤、大范围的手术等的患者处于强烈的应激状态，代谢旺盛，同时消化功能受到抑制，不能经胃肠道补充足够的营养素。在应激状况下，儿茶酚胺、胰高血糖素、生长激素与糖皮质激素等分泌增加，碳水化合物、蛋白质及脂肪分解代谢活跃，水钠潴留。及时给予肠外营养可减少继发感染、低蛋白血症、多脏器损害等并发症。

（3）严重感染与败血症　感染导致的持续高热使能量需求明显增加，患者食欲减退而营养素的摄入则明显不足，患者可出现负氮平衡和低蛋白血症。此类患者应注意尽早给予肠外营养。

（4）术前准备　手术后的死亡率与营养不良状况密切相关，对于营养不良和存在感染并发症倾向的患者，术前应给予肠外营养治疗，可有效地改善患者营养状况，提高手术耐受力，减少并发症，促进术后恢复，降低手术的死亡率。

（5）肝、肾功能衰竭　肝、肾功能衰竭时，蛋白质分解增加，易合并感染，营养物质丢失过多，诸多因素均可促使患者迅速出现明显的营养障碍，从而使已损伤的肝、肾功能更不易恢复。肠外营养可有效改善患者营养状况，有助于缩短病程，减少并发症。

（6）妊娠呕吐与神经性厌食　早孕反应所致的严重恶心、妊娠呕吐若超过5～7d，应采用肠外营养，以保证孕妇及胎儿的正常发育。神经性厌食采用肠外营养，可避免因消化道分泌受抑制所引起的严重营养不良。

（7）其他　神志不清，肺内吸入高度危险倾向，腹膜炎，肿瘤化疗或放疗引起的胃肠道反应等短期内不能由肠内获得营养的患者，均可进行肠外营养治疗。

2. 肠外营养禁忌证　肠外营养的禁忌证有以下几个方面：①无明确治疗目的或已确定为不可治愈而盲目延长治疗，如广泛转移的晚期恶性肿瘤伴恶病质的患者，生活质量差、任何治疗方法均无明显改善作用，此时肠外营养也无明显益处，反而会增加患者生理和经济的负担；②心血管功能紊乱或严重代谢紊乱期间需要控制或纠正者；③患者的胃肠道功能正常或可适应肠内营养者，对接受肠外营养治疗的患者，应注意观察胃肠道功能的恢复情况，及时由肠外营养过渡到肠内营养；④患者一般情况好，只需短期肠外营养，预计需要的时间少于3～5d者；⑤原发病需立即进行急诊手术者，不宜强求术前行肠外营养，以免延误对原发病的治疗；⑥预计进行肠外营养，其并发症的危险性大于其可能带来的益处；⑦脑死亡或临终不可逆昏迷者。

二、肠 内 营 养

肠内营养是指具有胃肠道消化吸收功能的患者，因机体病理、生理改变或一些治疗的特殊要求，需利用口服或管饲等方式给予要素膳制剂，经胃肠道消化吸收，提供能量和营养素，以满足机体代谢需要的营养支持疗法。肠内营养支持适应范围广，方法简便且能使消化道保持适当负荷，维持消化道功能，避免肠道黏膜失用性萎缩对全身免疫及营养代谢功能造成的损害。原则上，只要患者胃肠道功能存在，就应该首先考虑肠内营养，对于胃肠道功能受损者，应采用特殊制剂，以维持或改善患者的营养状态。

（一）肠内营养的分类

根据供给方式，可将肠内营养分为口服营养和管饲营养。

口服营养是指在非自然饮食条件下，口服由极易吸收的中小分子营养素配制的营养液。口服的肠内营养液不一定要求等渗，冷饮、热饮、加调味剂或以其他饮料配制都可根据患者的喜好选择。口服剂量应能满足患者对营养素的需要并纠正过去的缺乏。不能耐受要素型肠内营养液气味者可用冷饮，以降低其不适。

管饲营养是通过鼻胃或鼻肠途径或经胃或空肠等有创造口方式留置导管，为需要接受肠内营养的患者提供营养的方法。

管饲营养中根据供给次数可分为一次性注入、间歇性注入和连续性注入；根据动力方式又可分为推注、重力滴注和泵输注。采用方法取决于肠内营养液的性质、喂养管的类型与大小、管端的位置及营养素的需要量。

1. 一次性推注 将配制的肠内营养液置于注射器（250ml）中，缓慢推注入鼻饲管（推注速度宜30ml/min），每次 250～400ml，每日 4～6 次。部分患者初期不耐受，可出现恶心、呕吐、腹胀、腹痛及腹泻等情况，一段时间后，大部分患者能逐渐适应。

2. 间歇性重力滴注 将肠内营养液置于塑料袋或其他容器中，营养液在重力作用下经鼻饲管缓慢注入胃内。每次 250～400ml，每日 4～6 次，滴速一般为 30ml/min，这种方式多数患者可耐受。间歇性重力滴注法的优点是简便，患者有较多的下床活动时间，类似于正常经口摄食的餐次，缺点是可能发生胃排空延缓。

3. 连续性泵输注 将肠内营养液置于密封袋或密封瓶中，经硅胶管嵌入输注泵内，在泵的动力作用下连续输入，一般每天可持续输注 16～24h，适用于危重患者及十二指肠或空肠近端喂养者。滴注时输注速度由慢到快，营养液浓度由低到高，便于患者逐步适应。连续性泵输注的优点是输注效果更接近胃肠道的工作状态，营养素吸收好，胃肠道不良反应轻，缺点是持续时间长，患者不便离床活动。

（二）肠内营养制剂的种类

肠内营养制剂应是营养素齐全、配比合理、残渣较少、易消化或不需消化、化学成分明确、使用方便的营养制剂。根据组成成分以往分为四类：要素膳、非要素膳、组件膳和特殊营养膳食，目前统称为特殊医学用途配方食品，并按照《食品安全国家标准 特殊医学用途配方食品通则》（GB 29922—2013）和《食品安全国家标准 特殊医学用途配方食品良好生产规范》（GB 29923—2013）两项国家标准进行管理。

1. 特殊医学用途配方食品定义 特殊医学用途配方食品是指为了满足进食受限、消化吸收障碍、代谢紊乱或特定疾病状态人群对营养素或膳食的特殊需要，专门加工配制而成的配方食品。该类产品必须在医生或临床营养师指导下，单独食用或与其他食品配合食用。

2. 特殊医学用途配方食品分类 特殊医学用途配方食品包括适用于 0～12 月龄和 1 岁以上两类人群。适用于 1 岁以上人群的特殊医学用途配方食品包括全营养、特定全营养、非全营养配方食品三类。全营养特殊医学用途配方食品适用于需要全面营养补充和（或）营养支持的人群，如体弱、长期营养不良、长期卧床等的患者；特定全营养特殊医学用途配方食品适用于特定疾病或医学状况下需对营养素进行全面补充的人群；非全营养特殊医学用途配方食品适用于需要补充单一或部分营养素的人群，按照患者个体的医学状况或特殊需求而使用。

（三）肠内营养适应证和禁忌证

1. 肠内营养适应证 凡具有肠内营养支持指征的患者，其胃肠道功能存在并具有一定吸收功能，都可接受肠内营养支持。

（1）不能经口进食、摄食不足或有摄食禁忌者 ①因口腔、咽喉炎症或食管肿瘤术后、烧伤、化学性损伤等造成咀嚼困难或吞咽困难者；②因疾病导致营养素需要量增加而摄食不足，如大面积烧伤、创伤、脓毒血症、甲亢、获得性免疫缺陷综合征（acquired immunodeficiency syndrome，AIDS）及癌症化疗、放疗患者；③由于脑血管意外及咽反射丧失而不能吞咽，脑部外伤导致中枢神经系统紊乱、知觉丧失而不能吞咽者。

（2）消化道疾病稳定期 ①由各种原因所致小肠部分或广泛切除的短肠综合征患者，如肠梗阻、克罗恩病（Crohn disease）等，术后应及时给予肠外营养，但在术后适当采用或兼用肠内营养，将更有利于肠道的代偿性增生与适应；②针对胃肠道瘘的患者，肠内营养适用于所提供营养素不致从瘘孔中流出的患者；③炎性肠道疾病患者，如溃疡性结肠炎、肠结核等，病情严重时应采用肠外营养支持，病情缓解后应逐步过渡到肠内营养，肠内营养有利于防止肠道黏膜萎缩和菌群移位；④顽固性腹泻患者，应用肠内营养有助于疾病的恢复和营养状况的改善；⑤急性胰腺炎患者，恢复期宜采用空肠喂养，可减少胰腺外分泌，有利于肠道功能早日恢复。

（3）术前、术后营养支持　择期手术的患者在术前2周进行肠内营养支持，其代谢状况可得到改善，并恢复适当的体重，增加血清蛋白含量及补充体内的能量储备，以减少术后的并发症，降低术后的死亡率。术后肠蠕动恢复后，尽早采用肠内营养，有利于患者早日恢复。

（4）肿瘤化疗、放疗的辅助治疗　肿瘤的化疗和放疗均可产生多种不良反应（包括厌食、黏膜溃疡、恶心、呕吐、腹泻等），导致营养摄入和利用不足而发生营养不良，会加重毒性反应。适当的肠内营养有助于改善症状，提高患者耐受力。

（5）重要器官功能衰竭的患者　如肝功能衰竭、肾衰竭等，采用特殊的肝功能衰竭、肾衰竭制剂，进行肠内营养支持，有利于减少并发症。

（6）心血管疾病　当心脏病患者经口摄入能量不足1000kcal/d时，应给予肠内营养来维持代谢需要。

2. 肠内营养禁忌证　肠内营养的禁忌证有以下几个方面：①重症胰腺炎急性期；②严重应激状态、麻痹性肠梗阻、上消化道出血、顽固性呕吐、严重腹泻或腹膜炎；③小肠广泛切除4～6周以内；④年龄小于3个月的婴儿；⑤完全性肠梗阻及胃肠蠕动严重减慢的患者；⑥胃大部切除后易产生倾倒综合征的患者，严重吸收不良综合征及极度衰弱的患者，症状明显的糖尿病、糖耐量异常的患者，接受高剂量类固醇药物治疗的患者。

目标检测

一、名词解释

1. 营养不良　　2. 肠内营养　　3. 肠外营养

4. 特殊医学用途配方食品

二、单项选择题

1. 以蛋白质缺乏为主引起的营养不良类型是（　　）

　　A. 干瘦型　　　　　　　　B. 水肿型

　　C. 混合型　　　　　　　　D. 肥胖

　　E. 以上都不对

2. 肠内营养支持不适用于（　　）

　　A. 昏迷的患者　　　　　　B. 吞咽困难的患者

　　C. 严重烧伤的患者　　　　D. 长期腹泻的患者

　　E. 休克的患者

3. 较大手术患者处于创伤应激状态会引起（　　）

　　A. 营养过剩　　　　　　　B. 合成代谢增强

　　C. 营养不良　　　　　　　D. 分解代谢减少

　　E. 消耗能量减少

三、简答题

1. 简述肠外营养的适应证和禁忌证。

2. 简述肠内营养的适应证和禁忌证。

（周理云）

第8章
营养与疾病

随着社会经济的发展和人们生活方式的改变，肥胖及慢性病的发病率逐渐增加，而营养影响着这些营养相关性疾病的发生、发展、治疗和预后。采取合理、及时的营养防治措施可以降低营养相关疾病对健康的影响，改善人们的营养健康状况。

第1节　营养与冠心病

随着生活水平的提高，心血管疾病已成为危害健康的"头号杀手"，冠心病是常见的心血管疾病，其发病与饮食关系密切，故合理饮食是防治冠心病的重要措施。

一、营养与冠心病的关系

（一）碳水化合物

碳水化合物摄入量和种类与冠心病的发生密切相关，碳水化合物摄入过多时，多余的能量在体内转化成脂肪容易引起肥胖，并导致血脂代谢异常，同时过量的碳水化合物（主要是单糖和双糖）本身又可以直接转化为内源性三酰甘油（TG），导致高脂血症，特别是高 TG 血症的发生。膳食纤维的摄入量与冠心病的风险呈负相关，膳食纤维有降低血总胆固醇和低密度脂蛋白胆固醇（LDL-C）的作用，可溶性膳食纤维的作用强于不可溶性膳食纤维。

（二）脂类

1. 脂肪　不同种类脂肪对冠心病的影响差异较大，来源于动物性食物的饱和脂肪酸、人造黄油中的反式脂肪酸对机体危害最大，而来源于植物性食物的单不饱和脂肪酸及鱼类的多不饱和脂肪酸对机体具有一定保护作用。

2. 胆固醇　普遍认为来源于动物性食物的胆固醇是冠心病的危险因素，植物性食物中的植物固醇有利于预防冠心病的发生。

3. 磷脂　来源于蛋类和豆制品等食物的卵磷脂和脑磷脂能抑制胆固醇在血管壁沉积，对机体具有保护作用。

（三）蛋白质

不同食物来源的蛋白质对血胆固醇影响不尽相同，动物蛋白中的酪蛋白有升高血胆固醇的作用，乳清蛋白可显著降低血胆固醇水平，而植物蛋白，特别是大豆蛋白具有降低胆固醇的作用。蛋白质对血胆固醇的影响不同，可能与蛋白质的结构及其氨基酸组成有关。

（四）维生素和矿物质

维生素 C、维生素 A、维生素 E 和胡萝卜素等可清除自由基，维生素 B_{12}、维生素 B_6 和叶酸等可有效防止心血管疾病的发生。钾、镁、铜、碘等营养素有利于冠心病的防治，注意膳食中锌、铜比值以 6：

1 为宜。

二、冠心病的营养防治原则及健康管理建议

冠心病的发生、发展与膳食因素密切相关，受膳食诸多因素影响。因此，为了有效防控冠心病的发生，饮食应注意以下几方面。

（一）限制脂肪和肉类、控制精制碳水化合物

严格控制脂肪，特别是饱和脂肪酸的摄入，限制肉类食物，控制精制碳水化合物食物（白米面、糕点、糖果、含糖饮料等），保证蔬菜和水果摄入，鼓励 n-3 系列多不饱和脂肪酸以鱼类或鱼油胶囊的形式摄入，适当选择植物甾醇补充剂。

（二）限制饮酒

有饮酒习惯的，建议成年人酒精摄入量不超过 15g/d，相当于高度白酒（52%计）30ml、白酒（38%计）50ml、葡萄酒（12%计）150ml 或啤酒（4%计）450ml。

（三）限盐

限制食盐摄入量，不超过 5g/d，同时限制含钠较高的食物，如咸菜、酱油及含钠调味品等。

（四）良好的饮食习惯

规律进食、少食多餐、避免暴饮暴食和过饱，晚餐不宜太晚。

（五）适量运动

进行足够的中等强度锻炼，建议每日中速步行累计 50～60min。

链接

酒精量的计算

我们通常所说的酒精度数是酒中酒精所占的体积百分比，并非质量百分比，因此酒精量的计算应为实际摄入的酒精体积乘以酒精密度。

例：如饮 100ml 42 度白酒，酒精密度为 0.8g/ml，摄入的酒精质量为：100ml×42%×0.8g/ml=33.6g，即 100ml 42 度酒含酒精质量为 33.6g。

第2节　营养与原发性高血压

高血压是一种以体循环动脉收缩期和（或）舒张期血压持续升高为主要特点的心血管疾病。高血压分为原发性（以血压升高为特征，原因不明的独立疾病，占高血压的 95%以上）和继发性（血压升高是某些疾病的一部分表现）。原发性高血压的发病受遗传、环境（饮食、精神应激、吸烟）、其他（体重、药物）等多方面因素影响。通常原发性高血压除接受药物治疗外，也应重视营养治疗。

 案例 8-1

患者张某，男，57 岁，身高 173cm，体重 85kg。诊断为原发性高血压 4 年，血压最高达 180/100mmHg（1mmHg=0.133kPa），腰围 97cm，自述经常出差，饮食不规律，经常饮酒，每次饮酒至少 250ml，每周 4～6 次，喜爱油炸食品，蔬菜摄入量少，口味较重。体检发现高三酰甘油血症、高尿酸血症。

问题：根据患者的各项指标给出科学合理的饮食建议。

一、营养与原发性高血压的关系

（一）电解质

1. 钠　钠的摄入量与血压水平和高血压患病呈正相关。我国 14 组人群研究结果表明，膳食钠盐摄入量每增加 2g/d，收缩压和舒张压分别增高 2.0mmHg 和 1.2mmHg。

2. 钙　膳食钙摄入不足可使血压升高。美国全国健康膳食调查结果显示，每日钙摄入量低于 300mg 者与摄入量为 1200mg 者相比，高血压危险性升高 23 倍。每日钙摄入低于 600mg 与高血压的发生有很强的相关性。

3. 钾　钾的摄入量与血压水平呈负相关。膳食补充钾对高钠引起的高血压降压效果明显，可能与钾促进尿钠排泄、舒张血管有关。

（二）能量

肥胖是高血压的危险因素。能量摄入量高于正常需要量是肥胖的根本原因。我国一项人群研究结果显示，肥胖和超重者高血压患病率分别是体重正常者的 3.3 倍和 2.5 倍。男性腰围≥85cm，女性腰围≥80cm 时，高血压患病率是腰围正常者的 2.3 倍。当能量摄入减少，体重减轻后，血压会有不同程度的下降。

（三）蛋白质

膳食中蛋白质对高血压的影响机制尚不明确，但有研究显示，动物蛋白中的牛磺酸、赖氨酸与高血压呈负相关。

（四）脂肪酸和胆固醇

脂肪酸摄入过多会导致肥胖和高血压。高胆固醇饮食是动脉粥样硬化的危险因素，不利于高血压的防治。

（五）饮酒

饮酒是高血压的独立危险因素，尤其是过量饮酒，饮用高度白酒是高血压和脑卒中的危险因素之一。

二、高血压的营养防治原则及健康管理建议

生活方式，特别是饮食的调整对血压的控制至关重要，包括减轻体重、限钠盐、限酒、增加运动等，DASH（dietary approaches to stop hypertension）饮食是目前世界公认控制高血压的饮食方案，是一种要求富含蔬菜、水果、全谷类食物、低脂乳制品，减少红肉、饱和脂肪酸与含糖饮料的膳食模式。

（一）限制能量、维持健康体重

对于超重或肥胖的高血压患者限制能量摄入、减轻体重有利于收缩压和舒张压及 LDL-C 的降低，超重和肥胖者根据健康体重按 83.7～104.6kJ/（kg·d）[20～25kcal/（kg·d）]计算总能量，或通过膳食调查评估，在目前每日能量摄入基础上减少 500～1000kcal。三大营养素供能比例为蛋白质 10%～15%，脂肪 20%～30%，碳水化合物 55%～60%。

（二）严格限制钠盐

推荐每日食盐摄入量<5g，同时严格限制或不食用含钠调味品（味精、酱油、豆瓣酱等）以及含钠高的食物（腌制、熏酱类食物）。

（三）足量的钙和镁、适当增加钾

推荐每日饮用牛奶，增加蔬菜摄入，食用适量水果。建议钾摄入量为 3.5～4.7g/d，从自然食物中获取。

（四）限制饮酒

建议少饮或者不饮酒。

（五）增加运动

运动的持续时间和强度根据个人身体健康状况而定，身体条件允许情况下建议每周运动 5d，每天≥30min 中等强度有氧运动。

第 3 节　营养与糖尿病

糖尿病是一组由于胰岛素分泌不足和（或）胰岛素作用缺陷引起的，以慢性高血糖伴碳水化合物、脂肪和蛋白质代谢障碍为特征的代谢性疾病，可造成眼、肾脏、心脏、血管和神经系统等多种器官的慢性损害、功能障碍和衰竭。典型症状为"三多一少"，即多饮、多食、多尿和体重减轻，以 2 型糖尿病多见。糖尿病是终身性疾病，一旦患病，难以治愈，但通过糖尿病教育、饮食管理、药物治疗、运动和糖尿病管理可以使血糖控制达标，其中，饮食管理是糖尿病控制和治疗的重要方面。早期轻型糖尿病通过饮食管理可很好地控制病情。因此，饮食管理是糖尿病管理最重要的部分。

> **链接**
>
> **糖尿病分型及诊断标准**
>
> 1. 糖尿病分型　1 型糖尿病（T1DM）、2 型糖尿病（T2DM）、妊娠期糖尿病（GDM）和特殊类型糖尿病。
>
> 2. 糖尿病诊断标准　具有典型糖尿病症状（烦渴多饮、多尿、多食、不明原因的体重下降）且随机静脉血浆葡萄糖≥11.1mmol/L 或空腹血浆血糖（FPG）≥7.0mmol/L 或口服葡萄糖耐量试验（OGTT）2h 血浆葡萄糖≥11.1mmol/L。

一、糖尿病患者的代谢特点

胰岛素是体内唯一的降血糖激素，可增加葡萄糖利用率，能加速葡萄糖的无氧酵解和有氧氧化，促进肝糖原和肌糖原合成与储存，并能促进葡萄糖转变为脂肪，控制糖原分解和糖异生，因而能使血糖降低。一旦胰岛素缺乏，机体内的物质代谢即发生紊乱。

（一）糖代谢

肝脏中的糖原合成减少，分解增加，糖异生增加，脂肪组织和肌肉中葡萄糖利用减少，糖进入脂肪组织及肌肉减少。肌肉中的糖酵解减弱，肌糖原合成减少，分解加速，导致血糖升高，从而引起多尿、多饮和多食。

（二）脂肪代谢

正常人体脂肪处于动态转化过程中，当胰岛素分泌不足时，体内脂肪组织摄取葡萄糖及从血浆清除三酰甘油的能力下降，脂肪合成减慢、分解加速，进而转化成大量酮体，当酮体超出机体组织利用和排泄能力时，在体内大量堆积而造成酮症，严重者发展至酮症酸中毒。血中三酰甘油和胆固醇合成增多，是微血管病变的主要因素。血脂异常是胰岛 β 细胞功能进行性下降的危险因素，应及时纠正。

（三）蛋白质代谢

因糖代谢异常导致能量供应不足，为补充能量，蛋白质分解加速。同时，糖尿病患者肝脏、肌肉等组织摄取氨基酸减少，蛋白质合成代谢减弱，分解代谢加速。因此，糖尿病患者会出现负氮平衡。蛋白质分解亢进后细胞中释放的氨基酸增多，尿素氮及尿钾增多，影响水及酸碱平衡，引起肾功能损伤，导致酮症酸中毒、昏迷、死亡。此外，蛋白质代谢紊乱会使球蛋白产生减少，导致机体免疫功能下降，易发生各种感染并可能出现伤口不易愈合。

二、糖尿病的营养防治原则及健康管理建议

（一）控制总能量，维持理想体重

合理的能量摄入是糖尿病患者饮食管理的前提和基础。能量摄入量受性别、年龄、身高、体重、身体活动水平、生理条件等多种因素的影响，需以维持患者理想体重为宜。患者应合理饮食，吃动平衡，控制血糖，注重自我管理，定期接受个体化营养指导。

1. 根据不同身体活动水平和体重计算每日每千克体重所需能量　见表 8-1。

表 8-1　不同身体活动水平的成人糖尿病患者每日能量供给量（kcal/kg 标准体重）

身体活动水平	体重过低	正常体重	超重或肥胖
休息状态（如卧床）	25～30	20～25	15～20
轻（如坐式工作）	35	25～30	20～25
中（如电工安装）	40	30～35	30
重（如搬运工）	45～50	40	35

注：标准体重参考世界卫生组织（1999 年）计算方法：男性标准体重 = [身高（cm）－100]×0.9（kg）；女性标准体重 = [身高（cm）－100]×0.9（kg）－2.5（kg）；根据我国 BMI 的评判标准（18～64 岁），<18.5kg/m² 为体重过低，18.5～24.0kg/m² 为正常体重，24.0～28.0kg/m² 为超重，≥28.0kg/m² 为肥胖。

2. 根据患者标准体重计算全天能量的供给量

计算公式：全天能量供给量（kcal）= 能量供给量标准[kcal/（kg·d）]×标准体重（kg）。

案例 8-2

患者，男性，56 岁，身高 171cm，体重 67kg，从事文秘工作，近期体重减轻明显，来医院就诊，诊断为糖尿病。

问题：请计算出患者全天能量供给量。

（二）碳水化合物

主食定量、粗细搭配、按需摄入，建议大多数糖尿病患者膳食中碳水化合物所提供的能量占全日总能量的 50%～65% 为宜，全谷物、杂豆类宜占主食摄入量的 1/3，同时注意选择低血糖生成指数的食物，如各种杂粮、杂豆等。成人严格控制蔗糖、果糖制品（如玉米糖浆）的摄入。喜好甜食的糖尿病患者可适当摄入糖醇和非营养性甜味剂。

（三）蛋白质

肾功能正常的糖尿病患者，推荐蛋白质摄入量占全日总能量的 15%～20%，并保证优质蛋白占总蛋白的一半以上。有显性蛋白尿或肾小球滤过率下降的糖尿病患者蛋白质摄入量应控制在 0.8g/（kg·d）。

（四）脂肪

建议膳食中脂肪摄入量占全日总能量的 20%～30%。如果是优质脂肪（含单不饱和脂肪酸和 n-3 系列多不饱和脂肪酸组织的脂肪），脂肪供能比可提高到 35%。应尽量限制饱和脂肪酸和反式脂肪酸摄入量，单不饱和脂肪酸和 n-3 系列多不饱和脂肪酸（来源于鱼油、部分坚果等）有助于改善血糖，可适当增加。应控制膳食中胆固醇的过多摄入。

（五）食物多样，保证维生素和矿物质摄入

多吃蔬菜，水果适量，种类、颜色要多样。常吃鱼、禽、蛋类，畜肉类适量，限制加工肉类摄入。奶类豆类天天有，零食加餐合理选择。维生素和矿物质是调节生理功能所不可缺少的营养素，应摄入足量的维生素和矿物质，特别是限制能量摄入的患者，应适当补充多种维生素和矿物质，如饮食均衡合理，则无需额外补充。

（六）膳食纤维

膳食纤维可增加饱腹感、减少进食量，有降低餐后血糖、阻碍脂肪和胆固醇吸收的作用。建议糖尿病患者每日膳食纤维摄入量＞14g/1000kcal，膳食纤维主要来源是蔬菜、水果、全谷物食物。

（七）餐次和能量分配

定时定量，细嚼慢咽，注意进餐顺序。糖尿病患者每日至少三餐，根据患者血糖控制情况、运动量、饥饿程度等情况酌情加餐和选择食物，尤其是注射胰岛素的患者，更应做到少食多餐。加餐的量应从正餐中扣除，做到加餐不加量，保证全天能量摄入量恒定。糖尿病患者早、午、晚三餐的能量分配比例分别为 20%～30%、40%、30%～40%。

（八）限酒

清淡饮食，足量饮水，限制饮酒。不推荐糖尿病患者饮酒，对于有饮酒习惯、病情控制较好者，可适量饮酒，建议饮酒每周不超过 2 次，饮酒的酒精量不超过 15g。不应空腹饮酒和酗酒，以免发生低血糖。对于血糖控制不佳者、孕妇和伴有其他疾病，如高血压、胰腺炎、严重高三酰甘油血症者禁止饮酒。

（九）烹饪方法

避免油炸、油煎，多采用蒸、煮、氽、炖、炝拌等方法，宜用植物油，避免食用动物油。食盐限制在 5g/d 以下，合并高血压或肾脏疾病的患者应限制在 3g/d 以下。同时应限制摄入含盐高的调味品，如味精、酱油、调味酱等。

三、糖尿病患者食谱设计的计算方法

根据糖尿病患者病情及患者体型、劳动强度等予以计算。

例：某患者，男性，60 岁，身高 170cm，体重 79kg，患 2 型糖尿病 1 年，无肝、肾功能异常，尿常规无异常，从事科研工作（轻体力活动），口服降糖药，既往饮食不规范。

（一）确定总能量

根据患者年龄、性别、身高、体重、病情、劳动强度及饮食习惯等，首先确定每天能量摄入量。
该患者标准体重为 170cm-105=65kg。
实际体重为 79kg，超过标准体重的 20%，体重评价为肥胖。
能量需要量（查表 8-1）=65kg×（20～25）kcal/（kg·d）=1300～1625kcal。综合考虑患者体重、活动量、年龄因素，建议能量摄入量为 1625kcal/d。

（二）能量的分配

确定三大产能营养素所占能量比，本例确定碳水化合物、蛋白质、脂肪所占能量比分别为 55%、18%、27%，再分别计算各营养素的量及食物构成。

碳水化合物：1625kcal×55%÷4kcal/g≈223g

蛋白质：1625 kcal×18%÷4 kcal/g≈73g

脂肪：1625 kcal×27%÷9 kcal/g≈49g

（三）确定餐次比

确定餐次比为早餐 20%，午餐 40%，晚餐 40%。

早餐能量：1625kcal×20%=325kcal。其中碳水化合物 223g×20%=44.6g，脂肪 49g×20%=9.8g，蛋白质 73g×20%=14.6g。以此类推，算出各餐营养素重量。

（四）膳食医嘱

从上述计算结果综合得出患者的膳食医嘱如下。

能量供给量　1625kcal/d

碳水化合物　223g/d

蛋白质　　　73g/d

脂肪　　　　49g/d

四、糖尿病患者食谱设计的交换份法

食物交换份法将常用食物按照所含营养成分的特点分为四大类九小类，分别为谷类、薯类，蔬菜类、水果类，大豆类、奶类、肉蛋类，坚果类、油脂类，并规定每份食物的重量即食物交换份。各种食物的"交换份"重量不同，但每份食物所产生的能量基本相同为 90kcal，同类的每份食物所含的蛋白质、脂肪、碳水化合物的量也接近，只要确定一日膳食中各类食物的交换份数，就可以任意组成各种不同的食谱，各类食物 1 个交换份的营养素含量，见表 8-2。

表 8-2　各类食物 1 个食物交换份的营养素含量

组别	类别	每份重量（g）	能量（kcal）	糖类（g）	蛋白质（g）	脂肪（g）
谷薯组	谷类	25	90	20	2	0.5
	薯类	100	90	20	2	—
蔬果组	蔬菜类	500	90	17	5	—
	水果类	200	90	21	1	
肉蛋组	大豆类	25	90	4	9	4
	奶类	160	90	6	5	5
	肉蛋类	50	90	—	9	6
油脂组	坚果类	15	90	2	4	7
	油脂类	10	90	—	—	10

例：以上例为准，用食品交换法编制食谱。

1. 确定全日能量　计算方法如上，建议全日能量为 1625kcal。

2. 确定三大营养素需要量　计算方法如上，碳水化合物 223g，蛋白质 73g，脂肪 49g。

3. 确定餐次比　早餐 20%，午餐 40%，晚餐 40%。

根据食物交换份表，该患者共需交换份 18 份（1625kcal÷90kcal）=18 交换份。

第一步，计算碳水化合物食用量：先设定每日建议常用的食物量，如牛奶 250ml（1.5 份），鸡蛋 1 个（1 份），蔬菜 500g（1 份），供给碳水化合物 26g，全天需要 223g，不足部分由谷类补足，每份谷类提供碳水化合物 20g，所以全天谷类应为（223g–26g）÷20≈10 交换份。

第二步，计算蛋白质食用量：谷类、蔬菜、牛奶共提供蛋白质 34g，全天需要 73g，不足部分由肉类、蛋类、豆制品补足。每份提供蛋白质 9g，所以全天蛋白质应为（73g–34g）÷9≈4 交换份。

第三步，计算脂肪食用量：牛奶、肉类、蛋类含脂肪 32g，全天需要 49g，不足部分由烹调油补足，每份烹调油 10g，所以烹调油应为（49g–32g）÷10=1.7 交换份。

该患者营养处方：全天能量 1625kcal，碳水化合物 223g，蛋白质 73g，脂肪 49g。全天食物总量为：牛奶 1.5 交换份，约 250ml；蔬菜 1 交换份，约 500g；谷类 10 交换份，约 250g；瘦肉类 4 交换份，约 200g，可设为鸡蛋 1 个，瘦肉 100g，水豆腐 100g；烹调油 1.7 交换份，约 17g。

第 4 节　营养与肥胖

肥胖是指一种由多种因素引起的以脂肪异常累积为特征的代谢性疾病。人体能量摄入＞消耗，体内脂肪过量储存。临床上常用 BMI 作为判断肥胖的简易指标，当 BMI≥28kg/m^2 时判断为肥胖，若男性腰围≥90cm，女性腰围≥85cm，判断为中心性肥胖。按发病机制及病因，肥胖症可分为单纯性和继发性两大类。单纯性肥胖症又可分为体质性肥胖症（幼年起病性肥胖症）和获得性肥胖症（成年起病性肥胖症），而继发性肥胖症是由某些疾病或药物导致的肥胖。

一、肥胖的影响因素

（一）遗传因素

遗传学研究表明，人类体重的变异，70% 为遗传因素所致。一般母亲的影响大于父亲，父母均为肥胖者，子女肥胖的概率最大。

（二）膳食因素

遗传仅增加人体对肥胖的易感性，而膳食因素是导致肥胖的主要原因。能量摄入过多，特别是摄入碳水化合物和脂肪含量高的食物，是导致肥胖的主要因素。儿童肥胖的原因为胚胎期孕妇能量摄入过剩，可能造成婴儿出生时体重较高。生长发育期肥胖的原因主要为摄入过多高糖、高脂肪类食物。

（三）体力活动因素

活动量少是肥胖的又一重要原因，活动量少造成能量剩余，能量以脂肪形式储存起来，从而导致肥胖，而规律、持续性的有氧运动可有效消耗体内脂肪。

（四）年龄因素

随着年龄增长，垂体前叶功能逐渐减退、内分泌代谢功能下降，导致体脂逐渐增加、分布异常、瘦体组织减少、机体水分减少。

（五）其他因素

精神和社会因素等也是造成肥胖的重要原因。

二、肥胖的营养防治原则及健康管理建议

（一）控制总能量

能量摄入高于能量消耗是肥胖的根本原因，因此，限制能量摄入是减重的根本措施。每日能量摄入量计算方式主要有：在患者原有饮食能量摄入量基础上，减少 500～700kcal/d；肥胖女性能量摄入建议为 1200～1500kcal/d，肥胖男性能量摄入建议为 1500～1800kcal/d；标准体重×25kcal/（kg·d）。一般建议轻、中度肥胖者每月减重 0.5～1kg，重度或重度以上肥胖者每周减重 0.5～1kg。当体重降至标准体重后，仍需继续控制能量摄入，这是维持标准体重并防止体重反弹的关键所在。同时，避免用极低能量膳食（即能量总摄入低于每天600kcal 的膳食）来减重，以免造成低血糖或酮症酸中毒。

（二）适量蛋白质

肥胖者应给予充足的蛋白质，蛋白质摄入量占全日总能量的 15%～20%，或 1.0～1.2g/（kg·d），优质蛋白占 50%以上。伴有肾功能受损的患者应根据病情减少蛋白质摄入，并以优质蛋白为主；伴有痛风的患者应适当限制瘦肉、鱼虾、豆制品的摄入，增加奶类、蛋类等低嘌呤食物的摄入。

（三）限制脂肪

建议脂肪摄入量占全日总能量 30%以下，特别是伴有高三酰甘油血症的患者，应更严格限制脂肪摄入。尽量保证必需脂肪酸的摄入，同时要使多不饱和脂肪酸、单不饱和脂肪酸和饱和脂肪酸的比例维持在 1：1：1。

（四）限制碳水化合物

建议碳水化合物摄入量占全日总能量 50%～55%为宜，碳水化合物来源应以粗粮为主，减少精制糖类摄入，增加膳食纤维摄入量，推荐膳食纤维摄入量达到 14g/1000kcal。

（五）充足的矿物质、维生素

保证丰富的矿物质、维生素摄入。通过控制饮食减重是一个长期过程，常会引起矿物质和维生素的缺乏，需注意补充蔬菜和水果。由于蔬菜能量较低且会增加饱腹感，故应增加其摄入量。

（六）烹饪方式和餐次

禁用油炸、煎等方法，避免进食油炸食物，尽量采用蒸、煮、炖、汆、拌等烹饪方法。每日 3～6餐，特别是减肥初期，应少食多餐，避免出现较强饥饿感，同时防止低血糖发生。建议患者控制食盐摄入，食盐摄入量<5g/d。

（七）戒烟、限酒

戒烟、限酒，饮酒的酒精量<15g/d，每周不超过 2 次。

（八）体力活动

运动应因人而异，特别是过度肥胖患者，应随着体重降低而逐渐增加运动量，并保护好膝关节，运动前做好热身运动可有效防止发生运动损伤。运动项目的选择可结合自身兴趣和日常生活及工作规律而定。运动应规律，运动量和运动强度应当逐渐递增，最终目标为每天运动 60～90min 以上，每周至少运动 5～7d。抗阻肌肉力量运动训练隔天进行，每次 10～20min，减重速度以每月 2～4kg为宜。

第5节 营养与痛风

高尿酸血症患者因尿酸盐沉积，导致反复发作的急性关节炎、痛风石沉积、痛风性慢性关节炎和关节畸形。痛风累及肾脏可引起慢性间质性肾炎和尿酸性肾结石。根据尿酸增高的原因，分为原发性痛风和继发性痛风。原发性痛风由先天性或特发性嘌呤代谢紊乱所引起，继发性痛风由慢性肾脏病、血液病、内分泌疾病和食物、药物引起。临床特点为反复发作的急性关节炎、高尿酸血症、尿路结石、肾尿酸结石，严重者导致关节强直或畸形、肾实质损害等。因此痛风不是单一的疾病，而是一种综合征，它所引起的血尿酸增高会引起内脏器官的损害，血尿酸水平除受遗传和自身排泄因素影响外，饮食因素也是影响血尿酸水平的重要因素。

一、痛风的营养防治原则及健康管理建议

目前痛风尚无很好的治疗手段和完全根治的药物，且影响病理进程和引起发作的因素较多，因此应通过多种途径来防治，如控制体重、合理膳食、养成良好的生活习惯、加强对痛风患者的健康教育等都是防治痛风的重要措施。

（一）总原则

基于个体化原则，建立合理的饮食习惯及良好的生活方式，限制高嘌呤食物（常见食物嘌呤含量见表 8-3 和表 8-4），控制全日能量摄入，保持健康体重，规律服用降尿酸药物，并定期监测随诊。

表 8-3 常见动物性食物嘌呤含量

食物名称	嘌呤含量（mg/kg）	食物名称	嘌呤含量（mg/kg）
鸭肝	3979	河蟹	1470
鹅肝	3769	猪肉（后臀尖）	1378.4
鸡肝	3170	草鱼	1344.4
猪肝	2752.1	牛肉干	1274
牛肝	2506	黄花鱼	1242.6
羊肝	2278	驴肉加工制品	1174
鸡胸肉	2079.7	羊肉	1090.9
扇贝	1934.4	肥瘦牛肉	1047
基围虾	1874	猪肉松	762.5

表 8-4 常见植物性食物嘌呤含量

食物名称	嘌呤含量（mg/kg）	食物名称	嘌呤含量（mg/kg）
紫菜（干）	4153.4	豆浆	631.7
黄豆	2181.9	南瓜子	607.6
绿豆	1957.8	糯米	503.8
榛蘑（干）	1859.7	山核桃	404.4
猴头菇（干）	1776.6	普通大米	346.7
豆粉	1674.9	香米	343.7
黑木耳（干）	1662.1	大葱	306.5

续表

食物名称	嘌呤含量（mg/kg）	食物名称	嘌呤含量（mg/kg）
腐竹	1598.7	四季豆	232.5
豆皮	1572.8	小米	200.6
赤小豆	1564.5	甘薯	186.2
红芸豆	1263.7	红萝卜	132.3
内酯豆腐	1001.1	菠萝	114.8
花生	854.8	白萝卜	109.8
腰果	713.4	木薯	104.5
豆腐块	686.3	柚子	83.7
水豆腐	675.7	橘子	41.3

（二）合理选择食物

1. 避免食用的食物 避免食用动物肝脏、肾脏等内脏和鸡汤、鱼汤、骨头汤等肉汤，以及贝类、牡蛎等高嘌呤食物，禁用含酒精饮料。

2. 限制食用的食物 牛肉、羊肉、猪肉等禽畜肉类；鱼类，虾类；含较多果糖和蔗糖的食物；各种含酒精饮料，尤其是啤酒和白酒，每日饮酒酒精量不超过15g。

3. 建议选择的食物 脱脂或低脂乳类及其制品，每日 300ml；鸡蛋、鸭蛋等蛋类，每日 1 个；足量的新鲜蔬菜，每日应达到500g 或更多；每日饮水（包括茶水和咖啡等）至少 2000ml。

（三）体重管理

超重或肥胖的患者应缓慢减重，逐渐达到并维持正常体重。

（四）饮食习惯

养成良好的饮食习惯，定时定量进餐，或少食多餐，避免暴饮暴食；肉类等高嘌呤食物清水煮熟后弃汤可降低嘌呤含量；少用或不用刺激性调味品。

（五）能量及营养素推荐摄入量

1. 能量 摄入能量以达到并维持正常体重为标准。应根据患者性别、年龄、身高、体重和体力活动等估计能量需求。在轻体力活动水平情况下（如坐式工作），正常体重者每日给予能量 25～30kcal/kg；在中体力活动水平情况下（如电工安装），正常体重者每日给予能量 30～35kcal/kg；在重体力活动水平情况下（如搬运工），正常体重者每日给予能量 40kcal/kg。采用BMI判定体重状况，18.5kg/m² ≤ BMI < 24kg/m²为体重正常。

2. 碳水化合物 碳水化合物提供的能量占总能量的 50%～60%。应限制添加糖摄入，宜选择低血糖生成指数（GI）的谷类食物。鼓励全谷物食物占全日主食量的 30%以上。全天膳食纤维摄入量达到 25～30g。

3. 蛋白质 蛋白质的膳食摄入量为1g/（kg·d），提供的能量占总能量的10%～20%。食物来源推荐奶制品和蛋类。

4. 脂肪 脂肪提供的能量占全天总能量的 20%～30%。合并肥胖或代谢综合征者应严格限制每日脂肪摄入，脂肪摄入量占全天总能量不超过 25%，且饱和脂肪酸占全天总能量不超过 10%。如合并血浆 LDL-C 升高（≥2.59mmol/L）者，饱和脂肪酸摄入量应小于总能量的 7%。反式脂肪酸应小于全天总能量的 1%。亚油酸与 α-亚麻酸的每日摄入量应分别占全天总能量的 5%～8%和 1%～2%。单不饱和脂肪酸每日摄入量应占总能量的 10%～15%。

二、食　谱　参　考

痛风患者的食谱，详见表 8-5。

	急性期		慢性期	
	食物内容	数量（g）	食物内容	数量（g）
早餐	牛奶	250	牛奶	250
	面包	25	发糕	50
	果酱	15	糖	10
午餐	米饭	100	米饭	100
	炒油菜	200	西红柿豆腐汤	100+40*
	西红柿炒鸡蛋	200+30*	炒冬瓜	200
	西瓜	250	牛肉炒芹菜	25+100*
晚餐	玉米面稀饭	25	稀饭	25
	花卷	75	馒头	75
	拌萝卜丝	200	小白菜	150
	鸡蛋菜花	60+150*	鸡丝蛋皮拌黄瓜	25+30+150*
全天	饮水	2000	饮水	1500
	食用油	25	食用油	30

表 8-5　痛风患者食谱参考

注：*食物中不同食材的重量相加

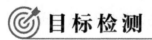

目标检测

一、名词解释

1. 肥胖　　2. 食物交换份

二、单项选择题

1. 高血压患者应限制下列哪种营养素摄入量（　　）

　　A. 钙盐　　　　　　　　B. 钾盐

　　C. 钠盐　　　　　　　　D. 铁

　　E. 镁

2. 高尿酸血症患者应禁食下列哪种食物（　　）

　　A. 牛奶　　　　　　B. 鱼汤

　　C. 鸡蛋　　　　　　D. 大白菜

　　E. 水

3. 食物交换份表中不同种类的每份食物可提供基本相同的（　　）

　　A. 蛋白质　　　　　　B. 碳水化合物

　　C. 脂肪　　　　　　　D. 能量

　　E. 维生素

4. 合理的(　　)摄入是糖尿病患者饮食管理的前提和基础。

　　A. 碳水化合物　　　　　B. 能量

　　C. 蛋白质　　　　　　　D. 脂肪

　　E. 矿物质

5. 冠心病患者应少吃的食物是（　　）

　　A. 水果　　　　　　　　B. 大米

　　C. 豆制品　　　　　　　D. 木耳

　　E. 猪肝

6. 男性、女性诊断为中心性肥胖的腰围标准是（　　）

　　A. ≥90cm，≥80cm　　　B. ≥85cm，≥80cm

　　C. ≥90cm，≥85cm　　　D. ≥85cm，≥90cm

　　E. ≥80cm，≥90cm

三、简答题

1. 请简述痛风的膳食指导原则。

2. 请简述肥胖的诊断标准。

3. 请简述高血压的营养防治原则。

（吕　和）

第9章

医院膳食

贝贝是个 2 岁的小女孩,总是不好好吃饭,经常挑食,尤其讨厌蔬菜、牛奶和肉类食物。最近,贝贝经常咬破嘴角,嘴角的周围会有细小的裂口,上面还有薄薄的一层痂皮。嘴角周围的皮肤不仅轻微发肿,有时还发生糜烂,严重时下嘴唇也会肿胀。

问题:1. 贝贝可能出现的营养问题是什么?依据是什么?

2. 假如你是一名营养师,应做出怎样的饮食调整建议?

膳食是人体获取营养、促进健康的主要途径。根据人体的基本营养需要和各种疾病的治疗需要而制订的医院患者膳食称为医院膳食。医院膳食可分为基本膳食、治疗膳食、特殊治疗膳食、儿科膳食、诊断膳食和代谢膳食等。

第 1 节　医院膳食的种类

一、基 本 膳 食

基本膳食又称常规膳食,是为住院患者提供的常用膳食,包括普通膳食、软食、半流质膳食、流质膳食四种。

(一)普通膳食

普通膳食简称普食,与健康人膳食基本相似,是医院膳食中最常见的一种膳食。

1. 适用对象　普食适用于体温正常或接近正常、无咀嚼困难、消化功能无障碍、不需限制任何营养素的恢复期患者,如五官科、妇产科、骨科及内外科恢复期的患者。

2. 配膳原则　供给平衡膳食,保证食物、食谱多样化,注意患者饮食习惯和民族风俗,减少油煎炸及刺激性食物,做到色、香、味、形俱全,食物清洁卫生。

3. 营养要求　①能量供给为 9.20~10.88MJ(2200~2600kcal)/d;②蛋白质占总能量 12%~14%[1.2~1.4g/(kg·d)],优质蛋白质高于 30%;③脂肪占总能量 20%~25%;④碳水化合物占总能量 55%~65%;⑤水需要量 2000~3000ml/d,包括烹制食物用水;⑥膳食纤维大于 20g/d,能量分配合理,早中晚餐的合适比例为 25%~30%∶40%∶30%~35%。

食物选择:谷类(300~500g/d),蔬菜和水果(400~500g/d),鱼、禽、肉、蛋等动物性食品(125~200g/d),奶类和豆类(100g/d、50g/d),油脂类(25g/d)。

(二)软食

软食是一种食物质地软、易消化的医院膳食,特点是质地软、少渣、易咀嚼。

1. 适用对象　软食适用于有轻微发热、消化不良、口腔疾病的患者及消化道疾病术后恢复期患者和老年人,以及 3~4 岁的幼儿患者。

2. 配膳原则　供给平衡膳食，采用细软、易咀嚼及易消化食物，限制或禁用高纤维素食物、油煎炸食物、硬果类食物、结缔组织较多的肉类和刺激性食物。

3. 营养要求　①能量供给为 9.20～10.88MJ（2200～2600kcal）/d；②蛋白质 70～80g/d；③长期吃软食，如蔬菜和肉类切碎煮软，易致维生素、矿物质损失。

（三）半流质膳食

半流质膳食是介于软食与流质膳食之间，呈半流体状态，食物细软、更易于咀嚼和消化的一种医院膳食。

1. 适用对象　半流质膳食适用于发热体温较高、身体较弱、咀嚼或吞咽不便者（口腔疾病患者、耳鼻喉术后患者）、消化道疾病及消化不良患者等。

2. 配膳原则　食物呈半流质状或羹状，细软，膳食纤维少，易于咀嚼及吞咽，禁用多纤维、油煎炸、刺激性和胀气食物；采用少食多餐方式进食，通常每 2～3h 进食一次，每天 5～6 次。

3. 营养要求　①能量供给为 6.28～8.37MJ（1500～2000kcal）/d；②蛋白质 40～60g/d；③主食 24h 不超过 300g。

（四）流质膳食

流质膳食是将全部食物制成流体或在口腔内能熔化成液体的一种医院膳食。流质膳食所供营养素不足，只能作为过渡期膳食短期食用，不宜长期食用。

1. 适用对象　流质膳食适用于急性感染、高热、咀嚼吞咽困难、急性消化性溃疡或炎症、大手术后及腹部手术后的患者和危重患者等。

2. 配膳原则　食物呈液体或在口中熔化为液体，无渣、清淡、无刺激性、易消化；少食多餐，每 2～3h 进食一次，每天进食 6～7 次，每次 200～250ml。

3. 营养要求　①能量供给为 5.02～5.86MJ（1200～1400kcal）/d；②蛋白质 40g/d 左右。

患者进食流质膳食时应该注意：①凡腹部手术者及痢疾患者，为避免胀气不能给牛奶、豆浆及过甜的液体；咽喉部手术者，如扁桃体摘除手术后应给予冷流质膳食，同时禁用过酸、过咸饮料，以免伤口受刺激而疼痛。②凡用鼻管喂入的流质膳食，忌用蛋花汤、浓米汤等，以免管道堵塞。

4. 流质膳食的宜用食物　医院常用的流质膳食一般有普通流质、清流质、浓流质、冷流质和不胀气流质膳食等。

（1）普通流质膳食　各种肉汤、牛奶、米汤、豆浆、豆腐脑、蛋花汤、藕粉、蔬菜汁、水果汁等。

（2）清流质膳食　过箩肉汤、过箩米汤、蔬菜汤、过箩果汁、稀藕粉等。

（3）浓流质膳食　即无渣较稠食物。稠藕粉、牛奶冲奶粉、牛奶冲豆粉、肉汤面糊、鸡蛋薄面糊等。

（4）冷流质膳食　冷牛奶、冷米汤、冷豆浆、冷藕粉、冰激凌、冰棍、冷果汁等。

（5）不胀气流质膳食　除不采用蔗糖、牛奶、豆浆、萝卜汤等产气食品外，其他同普通流质膳食。

二、治疗膳食

治疗膳食又称调整成分膳食，是在基本膳食的基础上，适当调整总能量和某些营养素，以适合病情需要，从而达到治疗疾病的目的。治疗膳食能够增强机体抵抗力，供给或补充疾病消耗、组织新生所必需的营养物质，纠正机体代谢紊乱，减轻患病器官的负担，从而达到治疗疾病、促进康复的目的。

临床常见的治疗膳食种类如下。

（一）低蛋白膳食

低蛋白膳食是指控制膳食中的蛋白质，特别是低生物价蛋白质摄入的一种医院膳食。旨在减少含氮代谢产物，减轻肝、肾负担。

1. 适用对象　急慢性肾炎、急慢性肾衰竭及肝功能衰竭患者。

2. 配膳原则　以低水平蛋白质摄入量维持机体接近正常生理功能的需要，其他营养素供给尽量满足机体的需要，即在控制蛋白质摄入总量的前提下，提供充足的能量、优质蛋白质和其他营养素，以改善患者的营养状况。

（二）低能量膳食

低能量膳食指能量低于正常需要，用以减少体脂储存、降低体重及减轻机体能量代谢负担的膳食。

1. 适用对象　需要减轻体重者，如单纯性肥胖症；需要减轻机体代谢负担以控制病情者，如糖尿病、高血压、高血脂、冠心病患者等。

2. 配膳原则　限制总能量摄入，满足机体对其他营养素的需要。在减少机体总能量供给时需逐步减少，以利于机体动员、消耗储存的体内脂肪，并减少不良反应。

（三）低胆固醇膳食

低胆固醇膳食是限制胆固醇摄入量的一种治疗膳食，目的是降低血清胆固醇、饱和脂肪酸和低密度脂蛋白的水平，以减少动脉粥样硬化的危险性。

1. 适用对象　高胆固醇血症、高脂血症、高血压、动脉粥样硬化、冠心病、肥胖症、胆石症患者等。

2. 配膳原则

（1）控制总能量　控制膳食总能量，达到或维持理想体重。成年人每日能量供给量最低不应少于1000kcal。碳水化合物占总能量的60%～70%，以复合碳水化合物为主，少用精制糖，避免血脂升高。

（2）调整脂肪酸的构成、限制脂肪摄入量　限制脂肪总量，脂肪供能不宜超过全日总能量的20%～25%。减少膳食中饱和脂肪酸的摄入量，避免血脂升高导致动脉粥样硬化，使其低于膳食总能量的10%。尽量少选用富含饱和脂肪酸的动物性食品，尤其忌食猪油、牛油、肥肉、奶油等。较理想的供给方式为饱和脂肪酸∶单不饱和脂肪酸∶多不饱和脂肪酸=1∶1∶1，烹调时选用豆油、茶油等含多不饱和脂肪酸高的油脂。

（3）限制膳食中胆固醇含量　胆固醇摄入量应控制在 300mg/d 以下，避免选用或少用动物内脏、脑、鱿鱼、乌贼、鱼子、蛋黄等含胆固醇高的食物。在限制胆固醇的同时，要保证摄入充足的优质蛋白，可用优质植物蛋白代替部分动物蛋白，适当增加豆类、豆制品等富含植物蛋白的食物。

（4）充足的维生素、矿物质和膳食纤维　适当选用粗粮、杂粮、新鲜蔬菜和水果，以满足机体对维生素、矿物质和膳食纤维的需要。因膳食中多不饱和脂肪酸增加，故相应增加维生素 E 和维生素 C、胡萝卜素和硒等抗氧化营养素的供给。

（四）低嘌呤膳食

低嘌呤膳食是指限制膳食中嘌呤摄入的一种医院治疗膳食。嘌呤在体内参与遗传物质核酸的代谢，具有重要的生理功能。嘌呤在体内分解的终产物是尿酸，如果产生过多或排泄不出，尿酸囤积在体内，会导致血液中尿酸值升高，临床上可以引起痛风症状。低嘌呤膳食可以减少外源性尿酸的形成，促进体内尿酸的排泄，防止或缓解尿酸盐沉积，预防尿酸结石的形成。

1. 适用对象　痛风患者、高尿酸血症患者。

2. 配膳原则　限制外源性嘌呤的摄入，增加尿酸的排泄。

（1）限制嘌呤摄入量　每日应控制在150mg以下（正常饮食 600～1000mg）。禁食含嘌呤高的食物，如动物内脏（肝、肾、胰）、瘦肉、浓肉汤、沙丁鱼、凤尾鱼、蘑菇、菠菜、扁豆等。

（2）禁用促神经系统兴奋的食物　如酒、茶、咖啡及一切辛辣刺激性食物。

（五）高蛋白膳食

高蛋白膳食是指蛋白质供给量高于正常的膳食。

1. 适用对象 各种原因所致营养不良、贫血和低蛋白血症患者；代谢亢进性疾病和慢性消耗性疾病患者；重度感染性疾病患者；大手术前后患者；孕妇、乳母等生理性蛋白质需要量增加者。

2. 配膳原则

（1）在能量供给充足的基础上，增加蛋白质的供应量，总能量约为12.54MJ（3000kcal/d）。

（2）每天膳食供应的蛋白质比正常膳食多20～30g，总量为90～100g，不超过120g，约为1.5g/kg，占总能量不超过20%，其中1/2以上应为优质蛋白质。

（3）供给适当的碳水化合物、脂肪，碳水化合物供给400～500g/d为宜，占总能量不低于50%，以保证蛋白质充分吸收利用；脂肪供给60～80g/d。

（4）供给充足的矿物质，尤其要增加钙的摄入，因该种饮食可致钙排出增加，可选富含钙的奶类和豆类食物补充。

（六）高能量膳食

高能量膳食指能量高于正常的膳食，可迅速补充能量，满足患者疾病状态下高代谢需要。

1. 适用对象 甲状腺功能亢进、恶性肿瘤、严重创伤、大面积烧伤、高热、产妇等代谢增强者；严重消瘦、营养不良、吸收障碍等合成代谢不足者；运动员、重体力劳动等体能消耗增加者。

2. 配膳原则 通过增加主食量或调整膳食结构来增加能量摄入。摄入量增加应采取循序渐进、少量多餐的方式。一般宜增加能量1.25MJ（300kcal）/d左右，供给总能量12.55MJ（3000kcal）/d左右，每日5～6餐。

（七）高纤维膳食

高纤维膳食指为刺激肠道蠕动，降低肠腔内压力，促进粪便中胆汁酸和肠道有害物质排出的富含膳食纤维的膳食。

1. 适用对象 高纤维膳食适用于心血管疾病、糖尿病、肥胖症、高脂血症、胆石症、便秘及肛门手术后恢复期患者。

2. 配膳原则

（1）增加膳食纤维供给量达40g/d以上，其他营养素要充足，达到平衡膳食要求。

（2）可采用粗杂粮、全麦食品、富含膳食纤维的蔬菜、水果及有润肠通便作用的蜂蜜、芝麻、核桃等。

（八）低脂膳食

低脂膳食是限制膳食总脂肪的摄入以改善患者脂肪代谢紊乱或脂肪吸收不良的一种医院膳食。根据病情不同和脂肪摄入控制不同，分为轻度限制、中度限制、严格限制三种。

1. 适用对象 低脂膳食适用于急慢性肝炎、肝硬化、脂肪肝、胆囊炎、胰腺炎、高脂血症、冠心病、高血压、肥胖患者等。

2. 配膳原则

（1）减少膳食中脂肪的含量 ①严格限制脂肪膳食，脂肪总量低于20g/d，包括烹调用油和食物所含脂肪，脂肪供能低于总能量的10%，必要时采用完全不含脂肪的纯碳水化合物膳食，如急性胰腺炎、急性胆囊炎患者；②中度限制脂肪膳食，脂肪总量低于30g/d，供能占总能量的20%以下，用于胆囊炎恢复期、急慢性肝炎、肝硬化、脂肪肝患者；③轻度限制脂肪膳食，脂肪总量低于50g/d，供能占总能量的25%以下，用于冠心病、高血压、肥胖患者。

（2）选择合适的烹调方法　为减少烹调用油，可选用蒸、煮、煲、熬、烩等方法，禁用油煎、油炸或爆炒食物。

（九）限钠膳食

限钠膳食是指限制膳食中钠盐的含量，以减轻由于水、电解质代谢紊乱而出现的水钠潴留，维持机体水、电解质的平衡膳食，包括低盐膳食、无盐膳食、低钠膳食三种。

1. 适用对象　限钠膳食适用于高血压、心功能不全、急慢性肾炎、肝硬化腹水、水肿及各种原因引起的水钠潴留患者。

2. 配膳原则　根据病情轻重，限钠量如下。

（1）低盐膳食　钠供给量为 2g/d 以内。烹调用盐限制在 2～4g/d 或酱油 10～20ml。忌用一切咸食（咸蛋、咸肉、咸菜、咸鱼、面酱、香肠）、盐腌制食品。

（2）无盐膳食　钠供给量为 1g/d 以内，烹调时不用食盐或酱油，可用糖、醋等调味，也可用钾盐酱油，忌用一切咸食。

（3）低钠膳食　钠供给量为 0.5g/d 以内，除无盐饮食要求外，还应限制食用碱制馒头、发酵粉制作的糕点、饼干及含钠高的食物，如油菜、蕹菜等含钠 100mg/100g 以上的蔬菜及松花蛋、豆腐干、猪肾等。

（十）少渣膳食

少渣膳食又称低纤维膳食，是一种膳食纤维和结缔组织含量极少，易于消化的膳食。该膳食可减少食物对胃肠道刺激和梗阻，减慢肠蠕动，减轻胃肠道负担。

1. 适用对象　少渣膳食适用于咽喉部疾病、食管狭窄、食管炎、食管静脉曲张及消化道手术；结肠过敏、腹泻、肠炎恢复期、伤寒、肠道肿瘤、消化道出血患者。

2. 配膳原则　限制膳食中纤维的含量，尽量少用富含膳食纤维的食物，如蔬菜、水果、粗粮、整粒豆、硬果类及含结缔组织多的动物跟腱，选用食物应细软、渣少、便于咀嚼和吞咽，如肉类应选用嫩的瘦肉部分，蔬菜应选用嫩叶并去除粗纤维后制成泥状，主食宜用白米、白面等细粮。

三、试 验 膳 食

试验膳食是指在临床诊断或治疗过程中，短期内暂时调整患者的膳食内容，以配合和辅助临床诊断或观察疗效的膳食。临床常用的试验膳食有以下几种。

（一）葡萄糖耐量试验膳食

1. 适用对象　疑似糖尿病者、空腹血糖受损和糖耐量异常患者。

2. 膳食原则　试验前正常进餐至少 3d，碳水化合物摄入量不少于 300g/d，同时患者应停用一切能升降血糖的药物，试验前晚餐后禁食直至次日晨试验。清晨空腹取静脉血查血糖，并排空膀胱，留尿查尿糖。葡萄糖 75g（成人），用 300ml 水溶解，5min 内口服完毕。尽量少食用糖、淀粉等纯碳水化合物食物，禁用酒。

（二）胆囊造影膳食

1. 适用对象　慢性胆囊炎、胆石症、有胆囊疾病者、检查胆囊及胆管功能者。

2. 膳食原则　造影前一天，中午用高脂肪餐促使胆囊内的胆汁排空，晚餐进食无脂肪低蛋白低纤维膳食，即纯碳水化合物膳食。餐后口服碘造影剂，之后禁饮食、禁吸烟，可饮少量开水。

（三）肌酐试验膳食

1. 适用对象　需要检查内生肌酐清除率，评价肾小球滤过功能者，需要测定肌酐系数，了解肌无力患者的肌肉功能。

2. 膳食原则　忌食肉类、蛋类、豆类 3 天，每天主食少于 300g，全天蛋白质总量<40g，多食蔬菜以饱腹。第 3 天，记 24h 尿量，避免剧烈活动。第 4 天，早晨抽血，留取尿标本进行检测。试验期禁食肉类食物，试验当天忌饮茶和咖啡，停用利尿剂，并避免剧烈运动。

（四）气钡造影膳食

1. 适用对象　X 线结肠造影检查的患者。

2. 膳食原则　为提高检查的准确率，减少食物残渣在肠腔中的滞留，于检查前一天午餐开始进食低脂肪、少渣清淡膳食，并鼓励患者多饮水。检查日禁食，检查结束恢复原膳食。禁用蔬菜、水果、肉类、油脂、米饭、奶类等食物。

（五）潜血试验膳食

粪便中混有肉眼或显微镜下看不到的血，称潜血（隐血）。潜血阳性可诊断消化道隐性出血。用以辅助诊断消化道出血的膳食，称潜血试验膳食。

1. 适用对象　各种原因引起疑有消化道出血的患者。

2. 膳食原则　试验前三天禁食肉类、动物血、蛋黄、含铁剂药物及大量绿色蔬菜，可食豆制品、菜花、面条、马铃薯等。第三天、四天开始留取粪便做潜血试验。试验期间忌食各种动物血、肉类、禽类、鱼类、蛋黄、绿叶蔬菜等含铁丰富的食物。

（六）饱餐试验膳食

1. 适用对象　疑有冠心病且静息状态下心电图正常，但不宜做其他运动试验者。

2. 膳食原则　一般饱餐采用平时饮食，量可稍多。加脂肪餐（高蛋白、高脂肪，包括油 20g 和鸡蛋 2 个），膳食中主食与副食和平时相同。在患者平时原有膳食上增加炒瘦肉片 75g。

（七）干食试验膳食

1. 适用对象　检查尿沉淀物和肾脏浓缩功能的患者。

2. 膳食原则　自试验当天早晨 7：00 开始至晚上 7：00 截止（有时可根据患者生活习惯而制订）。12h 内要严格限制水分，全天饮食水分总量控制在 500～600ml。此外，不再饮水，以利尿液浓缩。天热时可饮水 800ml，但不需要测定实际摄入含水量，只需记录烹调菜肴、制作米饭、馒头时所用水量。通常可按食物成分表中含水量来计算全天饮食水分。收集 12h 尿液送检，测定尿比重。可选食炒米饭、米饭、馒头、烤馒头片、油条、面包、烙饼、炒鸡蛋、熏鱼、烧牛肉、炒肉丝、土豆、豆腐干等，烹调时尽量不加水或只加少量水。

（八）碘试验膳食

1. 适用对象　甲状腺功能亢进者。

2. 膳食原则　试验期 2 周，忌食含碘食物及其他影响甲状腺功能的药物和食物。

（九）钙、磷代谢膳食

代谢膳食是用来协助诊断疾病、观察疗效或研究机体代谢反应等情况的一种严格定量称重的膳食。

1. 适用对象　甲状旁腺功能亢进患者。

2. 膳食原则　试验期为 5d，给予低钙、正常磷膳食，每天膳食钙<150mg，磷 600～800mg，收集最后一天 24h 尿液，如果尿液中钙超过 200mg，可辅助诊断甲状旁腺功能亢进。

第2节 医院膳食管理

在现代化的医院中，营养科是医院主体结构中不可缺少的组成部分，它不仅为患者提供膳食，同时具有配合临床、提高疗效并达到治疗的目的。作为负责全院患者膳食营养治疗工作的营养室，从按医嘱编制食谱到采购食品、清洗、加工、烹制并将食物分发至患者，整个过程细致而繁杂，因此营养科必须建立一套严格的科学管理制度，各级人员科学分工，密切合作，才能保证临床营养工作全程高效运行，最终实现临床营养预期目标。

一、膳 食 管 理

膳食管理是医院营养管理的重要环节，应着重做好下列几项管理。

（一）膳食的设计

膳食管理的第一步是各类膳食食谱的设计，食谱由营养师（营养士）编制。医院膳食因其适用对象是患者，有其特殊性，许多患者在营养方面有一定的特殊要求，因此，在制订食谱时应注意以下问题。

（1）制订食谱时，应根据各类饮食的治疗原则及适用对象、合理的膳食制度、卫生要求，而编制不同的食谱，如流质膳食、半流质膳食、普食、软食。

（2）在符合治疗要求的基础上，尽量增加主食、副食的花样品种，以增强患者食欲。

（3）选择食物时，须考虑到患者的经济条件。

（4）住院患者食谱设计还要考虑市场供应情况、季节气候变化、炊事人员技术水平等因素，以用膳者的年龄、劳动强度、生理状况和营养素的供给标准为基础，综合各方面的影响因素，适当调整食谱，制订出每人每日所需的总热量和营养素的数量。

（二）医院膳食供应

1. 膳食供应制度

（1）包伙制　根据患者病情计划膳食，主食由患者自行选择，按市场价格制订当日膳食价格，伙食费于出院时结算。

（2）点餐制　医院营养科（室）拟好一日或一周菜单，分发至病房，由患者点餐，配餐员汇总后交营养科（室）。这种治疗饮食较难控制，达不到营养治疗的目的。

（3）包伙选食制　较多医院实行此制度。营养科（室）提供菜价固定、营养价值相近的2～3种菜供患者选择，由配餐员提前一天订菜，然后把预定菜单交由营养科（室）统计，此制度既能使患者有一定的选择余地，又能保证营养治疗的实施。

（4）餐厅供应制　康复期患者或疗养院可实行此制度，一般医院不提供患者到餐厅随意用餐。

上述四种供应制度各有利弊，可根据医院的实际情况，同时选用两种或两种以上的供应制度互为补充，以提高医院的就餐率，保证患者的营养摄入，以利于临床治疗的顺利进行。

2. 膳食供应方法

（1）由各病房负责发放各类饮食　由配餐员订菜订饭并送至营养科（室），营养科（室）统计后送至厨房，炊事员将膳食分发至各科室的饭车内，最后由配餐员准时将饭车送到各病区，并分发到患者床头，然后配餐员再将饭车送回营养科（室），营养科（室）负责收回餐具并消毒，准备下一次使用。

（2）由营养科（室）负责发放各类饮食　每日由营养科（室）派专人到病区订菜订饭，然后汇总，再将膳食送至各病区，并分发到患者床头，然后收回餐具，拉回饭车，清洗消毒。

（三）膳食检查

医院的膳食检查主要是检查各类膳食是否满足患者不同的营养要求，是否符合卫生标准。从食品进货至患者吃到口中的全过程，必须层层把关，严格检查。

1. 膳食制备前 检查食品原料的采购和仓储保管是否符合食品卫生要求；检查领取的食品原料是否新鲜、卫生，数量是否正确，如发现问题需及时更换，绝不能让有问题的原料进入制备过程。

2. 膳食制备时 检查食品原料是否按科学方法清洗、按标准切配，投料制作是否严格按预先设计的食谱进行，烹饪方法是否符合营养要求，治疗膳食还要查对病房床号、饮食名称等，增、减营养素是否准确。

3. 膳食制备后 须进行感官检查，即通过感觉器官对食品的色、香、味、形等状态进行检查，以此初步判定菜肴质量，还可每日抽部分膳食样品，对其主要原料称重，根据熟重推测其营养价值是否符合要求。另外，还可根据每餐的就餐人数，从总投料来计算一餐的平均供给量是否符合标准。

二、卫生管理

（一）个人卫生

厨工、配膳人员要求做到四勤，即勤洗手、勤剪指甲、勤洗澡及勤换衣服。上班时应穿清洁工作服并戴工作帽，配餐前必须流水洗手，并戴口罩。营养科（室）的工作人员要建立健康档案；就业前进行体检，必须取得健康证，无传染病者才可工作；每年至少要进行一次体格检查和带菌检查；并按期接受各种必要的预防接种。要督促其培养各种良好的卫生习惯。

（二）食品卫生

营养科（室）着重抓好食品卫生、质量检验及餐（炊）具卫生。餐（炊）具的清洗消毒是保证食品安全的重要措施。具体要求：①餐、炊具应洗刷消毒，实行一洗、二刷、三冲、四消毒；②消毒后的餐、炊具应有保洁措施，防止二次污染；③存放食物的餐具与炊具应生、熟分开，以免交叉污染；④消毒方法有高温消毒、消毒液消毒、紫外线消毒。

（三）环境卫生

营养科（室）制定严格的卫生工作制度，可采取"四定"方法，即定人、定物、定时间、定质量来进行。划片分工，包干负责。确保营养科内外环境，尤其是厨房的清洁卫生。环境卫生的重点是厨房操作间内、外环境，主要的内容如下。

1. 厨房操作间设备、工具应分类摆放整齐，表面清洁；室内无蝇、无蟑螂、无老鼠及其他有害昆虫。

2. 冷库、保鲜库原料存放应生、熟分开；成品、半成品隔离；食品与杂物分开；蔬菜与肉食分开。

3. 每天应将所用原料及制作的食品留样，进行微生物检查。

4. 厨房、食品仓库不得存放有毒有害物品，特别是与食品外观相似的物品。

5. 地面应清洁、无积水，地沟无油污、无异味。

三、行政管理

行政管理主要包括人员管理、财务管理和物资管理。

（一）人员管理

营养科（室）是医技科室，是医院医疗技术部门之一。根据国家卫生行政部门的规定，营养科（室）

实行院长领导下的科主任负责制，应有独立的成本核算和财务管理人员，并由具有高级职称的营养专业人员担任科主任，科内的各级临床营养人员组成阶梯状的专业队伍，同时配备一定数量的管理人员、采购员、厨师、配餐员等。营养科（室）的人员编制按医院规模和性质而定。营养专业人员与病床比例为：综合医院1：100，专业医院1：130；炊事员与病床比例为1：25～1：30；配餐员与病床比例为1：40～1：50。各级工作人员与管理人员均有明确的职责，做到事事有人管、人人有专责、工作有标准，以保证营养治疗的顺利实施。

🔥 医者仁心

"一切为了病人"——百岁营养学家查良锭

查良锭，1916年生于天津。如果一生只为一事来，那么，查老的一生都在病房与病床间穿行。临床营养之所以能成为一个专门学科，查良锭付出了毕生心血。一切为了患者，患者的营养治疗，每个环节她都不放过。"我们除了要深入病房以外，还要进入厨房、了解厨房。这是我们的工作方法，我觉得对现在来说也有参考意义"。如今百岁高龄的她对年轻人也满怀期待，她强调两点：①营养科的人员为患者服务的思想不能变；②营养科是一个医技科室的性质不能变。营养科绝不能变成一个大食堂，必须由专业的人来管理。这是一个百岁老人对她执着一生的事业于未来的寄托。

（二）财务管理

医院营养科（室）财务管理的目标是达到收支平衡，财物相符，经行票证必须符合财务制度和管理手续。营养工作的收支事项可由医院财务管理科经办，若营养科（室）指派专人负责，则必须由医院财务科监督、管理和指导。

财务管理应加强下列制度建设：①收支制度；②每日收支结算制度；③成本核算制度。

（三）物资管理

物资是营养治疗工作的物质基础，所以必须建立一套从物资采购、严格保管到消耗使用的科学管理制度。

1. **严格采购验收制度** 采购人员按计划单采购食品，需经营养科（室）专人负责验收（核对数量、品种）签单，并造册登记，以备查验。

2. **科学的物资保管制度** 库房保管人员需将各种食品造册后按其类别、特征分类，分期（保鲜期）存放于合理的地方，同时要注意防冷、防热、防潮湿、防挤压碰撞、防吸收异味、防蚊蝇及其他污染。

3. **票据管理** 票证应出专人负责，收入、支出、结余都要按财务制度做明细账日，管理人员要经常检查、监督。

🎯 目标检测

一、名词解释

1. 医院基本膳食　　2. 治疗膳食　　3. 试验膳食

二、单项选择题

1. 不宜用高纤维饮食的疾病为（　　　）
   A. 便秘　　　　　　　B. 肠炎
   C. 冠心病　　　　　　D. 高脂血症
   E. 糖尿病

2. 结肠癌患者应选择的膳食是（　　　）
   A. 低蛋白膳食　　　　B. 清淡流质膳食
   C. 高纤维膳食　　　　D. 高脂肪膳食
   E. 高糖、高蛋白、高脂膳食

3. 高血压患者选择膳食，错误的做法是（　　　）
   A. 限制热量
   B. 限制食盐，适当补钾

C. 限酒

D. 限制钙的摄入

E. 限制盐腌食品

4. 咀嚼不便的幼儿适用的膳食是（　　　　）

 A. 普通膳食　　　　　　B. 软食

 C. 半流质膳食　　　　　D. 流质膳食

 E. 静脉营养

5. 刚分娩的产妇适用的膳食是（　　　　）

 A. 普通膳食　　　　　　B. 软食

 C. 半流质膳食　　　　　D. 流质膳食

 E. 静脉营养

6. 急性消化性溃疡患者适用的膳食是（　　　　）

 A. 普通膳食　　　　　　B. 软食

 C. 半流质膳食　　　　　E. 静脉营养

 D. 流质膳食

7. 不适合用低蛋白膳食的疾病是（　　　　）

 A. 急性肾炎　　　　　　B. 急性肾功能不全

 C. 慢性肾功能不全　　　D. 慢性消耗性疾病

 E. 肝性脑病

8. 不适合用高能量膳食的病理状况是（　　　　）

 A. 营养不良　　　　　　B. 糖尿病

 C. 甲状腺功能亢进　　　D. 严重烧伤和创伤

 E. 癌症

9. 低嘌呤膳食主要应用于（　　　　）

 A. 肾衰竭　　　　　　　B. 肝衰竭

 C. 痛风　　　　　　　　D. 胆结石

 E. 高血压

10. 不符合葡萄糖耐量试验膳食的是（　　　　）

 A. 试验前三天患者每日饮食中需含足够的能量

 B. 试验前 12～16h 禁食

 C. 帮助诊断糖尿病

 D. 试验前三天患者每日饮食中不能含糖类

 E. 服用葡萄糖水后需抽血 4 次测定血糖

三、简答题

1. 简述医院基本膳食的适用对象及配膳原则。

2. 医院常用的治疗膳食有哪些？它们各自的适用对象有哪些？

（周理云）

实训指导

实训指导1 一般食谱的计算及评价

一、食谱实例

患者张某，男，45岁，身高170cm，体重71kg，办公室工作。

一日食谱如下，食物均为可食部分。

早餐：馒头，粥，炒牛肉（籼米50g，富强面粉75g，牛瘦肉50g，豆油5g）。

午餐：面条，炒肉丝，猪肉焖扁豆（富强面粉15g，猪瘦肉95g，扁豆120g，豆油10g）。

晚餐：米饭，肉丝炒芹菜，菠菜豆腐汤（籼米150g，猪瘦肉50g，芹菜150g，菠菜100g，豆腐200g，豆油10g）。

二、计算

1. 计算各种食物中营养素的含量（实训表1-1）。
2. 三餐热能分配（实训表1-2）。
3. 热能来源及百分比（实训表1-3）。
4. 蛋白质来源及百分比（实训表1-4）。

三、评价及建议

实训表1-1 一日营养素计算表

食物名称	重量（g）	蛋白质（g）	脂肪（g）	碳水化合物（g）	热能（kcal）	膳食纤维（g）	钙（mg）	磷（mg）	铁（mg）	维生素A（μg/RE）	维生素B₁（mg）	维生素B₂（mg）	维生素PP（mg）	维生素C（mg）
合计														
DRIs														
占比（%）														

实训 1-2　三餐热能分配

餐别	摄入量（g）	产热能（kcal）	百分比（%）
早餐			
中餐			
晚餐			
合计			

实训 1-3　热能来源分配

营养素	摄入量（g）	产热能（kcal）	百分比（%）
蛋白质			
脂肪			
碳水化合物			
合计			

实训 1-4　蛋白质来源分配

食物	摄入量（g）	百分比（%）
动物类		
豆类		
其他		
合计		

（刘定梅）

实训指导 2 糖尿病患者的食谱编制

一、病 例

患者，女性，52 岁，身高 160cm，体重 55kg，轻体力劳动，近期乏力、多饮、多尿，检查见空腹血糖 9.15mmol/L，餐后 2h 血糖 13.2mmol/L，血压、血脂及肝肾功能未见明显异常，编制其营养食谱。

二、食谱编制步骤

1. 体型确定 计算患者标准体重（kg）=身高（cm）-105，确定体型（用 BMI 值判断）。

2. 确定一日能量需要量 根据患者劳动强度、体型、年龄因素，以标准体重确定其平均每日能量供给参考量（实训表 2-1）。

实训表 2-1 成年糖尿病患者每日能量供给参考量（kcal/kg 标准体重）

身体活动水平	体重过低	正常体重	超重或肥胖
休息状态（如卧床）	25~30	20~25	15~20
轻（如坐式工作）	35	25~30	20~25
中（如电工安装）	40	30~35	30
重（如搬运工）	45~50	40	35

注：标准体重参考世界卫生组织（1999 年）计算方法：男性标准体重=[身高（cm）-100]×0.9（kg）；女性标准体重=[身高（cm）-100]×0.9（kg）-2.5（kg）；根据我国 BMI 的评判标准（18~64 岁），<18.5kg/m² 为体重过低，18.5~24.0kg/m² 为正常体重，24.0~28.0kg/m² 为超重，≥28.0kg/m² 为肥胖。

3. 计算三大产热（能）营养素供给量 根据热能系数和供能比例计算出产热（能）营养素一日供给量。

4. 食物总量确定 根据实训表 2-2，确定一日各类食物总量及交换份数。

实训表 2-2 不同能量饮食的食物交换份数

能量 kJ（kcal）	主食类（g）（交换份）	蔬菜类（g）（交换份）	鱼肉类（g）（交换份）	乳类（g）（交换份）	油脂类（g）（交换份）
4185（1000）	150（6）	500（1）	100（2）	220（2）	10（1）
5021（1200）	200（8）	500（1）	100（2）	220（2）	15（1.5）
5858（1400）	225（9）	500（1）	150（3）	220（2）	15（1.5）
6694（1600）	250（10）	500（1）	200（4）	220（2）	15（1.5）

5. 餐次及用量安排 血糖控制不佳、餐后血糖较高时宜少量多餐（加餐但不加量），病情一般可每日 3~4 餐，要定时定量；确定每餐用量，如为三餐，则能量安排为早餐 25%，中餐 40%，晚餐 30%，加餐 5%。

6. 食物选择 按每份食物等值交换份表选择食物，应多选血糖生成指数较低的食物。

7. 食谱的评价与调整 确定食谱后应评价其是否科学合理，如食谱中所含五大食品是否齐全？食物种类是否多样化？食物重量是否合理？各营养素供给是否适宜？餐次安排及配比是否合理？如食谱设计中有不足之处则需要进行调整。

8. 饮食注意　对常见的糖尿病饮食误区给予说明和指导。

三、实 习 报 告

（吕　和）

附　　录

附录1　中国居民膳食营养素参考摄入量 第1部分：宏量营养素

年龄（岁）/生理状况	男性 PAL						女性 PAL					
	轻（Ⅰ）		中（Ⅱ）		重（Ⅲ）		轻（Ⅰ）		中（Ⅱ）		重（Ⅲ）	
	MJ/d	kcal/d	MJ/d	kcal/d	MJ/d	kcal/d	MJ/d	kcal/d	MJ/d	kcal/d	MJ/d	kcal/d
0～	—	—	0.38[a]	90[b]	—	—	—	—	0.38[a]	90[b]	—	—
0.5～	—	—	0.33[a]	80[b]	—	—	—	—	0.33[a]	80[b]	—	—
1～	—	—	3.77	900	—	—	—	—	3.35	800	—	—
2～	—	—	4.60	1100	—	—	—	—	4.18	1000	—	—
3～	—	—	5.23	1250	—	—	—	—	5.02	1200	—	—
4～	—	—	5.44	1300	—	—	—	—	5.23	1250	—	—
5～	—	—	5.86	1400	—	—	—	—	5.44	1300	—	—
6～	5.86	1400	6.69	1600	7.53	1800	5.23	1250	6.07	1450	6.90	1650
7～	6.28	1500	7.11	1700	7.95	1900	5.65	1350	6.49	1550	7.32	1750
8～	6.90	1650	7.74	1850	8.79	2100	6.07	1450	7.11	1700	7.95	1900
9～	7.32	1750	8.37	2000	9.41	2250	6.49	1550	7.53	1800	8.37	2000
10～	7.53	1800	8.58	2050	9.62	2300	6.90	1650	7.95	1900	9.00	2150
11～	8.58	2050	9.83	2350	10.88	2600	7.53	1800	8.58	2050	9.62	2300
14～	10.46	2500	11.92	2850	13.39	3200	8.37	2000	9.62	2300	10.67	2550
18～	9.41	2250	10.88	2600	12.55	3000	7.53	1800	8.79	2100	10.04	2400
50～	8.79	2100	10.25	2450	11.72	2800	7.32	1750	8.58	2050	9.83	2350
65～	8.58	2050	9.83	2350	—	—	7.11	1700	8.16	1950	—	—
80～	7.95	1900	9.20	2200	—	—	6.28	1500	7.32	1750	—	—
孕妇（1～12 周）	—	—	—	—	—	—	7.53	1800	8.79	2100	10.04	2400
孕妇（13～27 周）	—	—	—	—	—	—	8.79	2100	10.04	2400	11.29	2700
孕妇（≥28 周）	—	—	—	—	—	—	9.41	2250	10.67	2550	11.92	2850
乳母	—	—	—	—	—	—	9.62	2300	10.88	2600	12.13	2900

注：附录 A　中国居民膳食能量需要量（EER）

注："—"表示未测定

[a] 单位为：兆焦每天每千克体重[MJ/（kg·d）]

[b] 单位为：千卡每天每千克体重[kcal/（kg·d）]

（资料来自中华人民共和国卫生和计划生育委员会，2017. 中国居民膳食营养素参考摄入量第1部分：宏量营养素. WS/T 578.1-2017.）

附录 B 中国居民膳食蛋白质参考摄入量　　　　单位：g/d

年龄（岁）/生理状况	男性		女性	
	EAR	RNI	EAR	RNI
0～	—	9[a]	—	9[a]
0.5～	15	20	15	20
1～	20	25	20	25
2～	20	25	20	25
3～	25	30	25	30
4～	25	30	25	30
5～	25	30	25	30
6～	25	35	25	35
7～	30	40	30	40
8～	30	40	30	40
9～	40	45	40	45
10～	40	50	40	50
11～	50	55	45	55
14～	60	75	50	60
18～	60	65	50	55
孕妇（1～12 周）	—	—	50	55
孕妇（13～27 周）	—	—	60	70
孕妇（≥28 周）	—	—	75	85
乳母	—	—	70	80

注："—"表示未制定

[a] AI 值

（资料来自中华人民共和国卫生和计划生育委员会，2017. 中国居民膳食营养素参考摄入量第 1 部分：宏量营养素. WS/T 578.1-2017.）

附录 C 中国居民膳食脂肪、脂肪酸参考摄入量和可接受范围　　　　单位：能量百分比（%E）

年龄（岁）/生理状况	脂肪	饱和脂肪酸	n-6 多不饱和脂肪酸[a]		n-3 多不饱和脂肪酸	
	AMDR	U-AMDR	AI	AMDR	AI[b]	AMDR
0～	48[c]	—	7.3	—	0.87	—
0.5～	40[c]	—	6.0	—	0.66	—
1～	35[c]	—	4.0	—	0.60	—
4～	20～30	<8	4.0	—	0.60	—
7～	20～30	<8	4.0	—	0.60	—
18～	20～30	<10	4.0	2.5～9.0	0.60	0.5～2.0
60～	20～30	<10	4.0	2.5～9.0	0.60	0.5～2.0
孕妇和乳母	20～30	<10	4.0	2.5～9.0	0.60	0.5～2.0

[a] 亚油酸的数值

[b] α-亚麻酸的数值

[c] AI 值

（资料来自中华人民共和国卫生和计划生育委员会，2017. 中国居民膳食营养素参考摄入量第 1 部分：宏量营养素. WS/T 578.1-2017.）

年龄（岁）	碳水化合物		添加糖
/生理状况	EAR（g/d）	AMDR（%E）	AMDR（%E）
0～	—	60[a]	—
0.5～	—	85[a]	—
1～	120	50～65	—
4～	120	50～65	<10
7～	120	50～65	<10
11～	150	50～65	<10
14～	150	50～65	<10
18～65	120	50～65	<10
孕妇	130	50～65	<10
乳母	160	50～65	<10

附录 D 中国居民膳食碳水化合物物参考摄入量和可接受范围

[a] AI 值，单位为克（g）

（资料来自中华人民共和国卫生和计划生育委员会，2017. 中国居民膳食营养素参考摄入量第 1 部分：宏量营养素. WS/T 578.1-2017. ）

附录 2　中国居民膳食营养素参考摄入量 第 2 部分：常量元素

中国居民膳食常量元素参考摄入量											单位：mg/d
年龄（岁）/生理状况	钙			磷			镁		钾	钠	氯
	EAR	RNI	UL	EAR	RNI	UL	EAR	RNI	AI	AI	AI
0～	—	200ᵃ	1000	—	100ᵃ	—	—	20ᵃ	350	170	260
0.5～	—	250ᵃ	1500	—	180ᵃ	—	—	65ᵃ	550	350	550
1～	500	600	1500	250	300	—	110	140	900	700	1100
4～	650	800	2000	290	350	—	130	160	1200	900	1400
7～	800	1000	2000	400	470	—	180	220	1500	1200	1900
11～	1000	1200	2000	540	640	—	250	300	1900	1400	2200
14～	800	1000	2000	590	710	—	270	320	2200	1600	2500
18～	650	800	2000	600	720	3500	280	330	2000	1500	2300
50～	800	1000	2000	600	720	3500	280	330	2000	1400	2200
65～	800	1000	2000	590	700	3000	270	320	2000	1400	2200
80～	800	1000	2000	560	670	3000	260	310	2000	1300	2000
孕妇（1～12 周）	650	800	2000	600	720	3500	310	370	2000	1500	2300
孕妇（13～27 周）	810	1000	2000	600	720	3500	310	370	2000	1500	2300
孕妇（≥28 周）	810	1000	2000	600	720	3500	310	370	2000	1500	2300
乳母	810	1000	2000	600	720	3500	280	330	2400	1500	2300

注："—"表示未制定

ᵃ AI 值

（资料来自中华人民共和国卫生和计划生育委员会，2017. 中国居民膳食营养素参考摄入量第 2 部分：常量元素. WS/T578.2-2017.）

附录 3　中国居民膳食营养素参考摄入量　第 3 部分：微量元素

中国居民膳食微量元素参考摄入量

年龄（岁）/生理状况	铁(mg/d)			碘(μg/d)			锌(mg/d)			硒(μg/d)			铜(mg/d)			钼(μg/d)			铬(μg/d)
	EAR	RNI	UL	EAR	RNI	UL	EAR	RNI	UL	EAR	RNI	UL	EAR	RNI	UL	EAR	RNI	UL	AI
0~	—	0.3[a]	—	—	85[a]	—	—	2[a]	—	—	15[a]	55	—	0.3[a]	—	—	2[a]	—	0.2
0.5~	7	10	—	—	115[a]	—	2.8	3.5	—	—	20[a]	80	—	0.3[a]	—	—	15[a]	—	4.0
1~	6	9	25	65	90	—	3.2	4.0	8	20	25	100	0.25	0.3	2.0	35	40	200	15
4~	7	10	30	65	90	200	4.6	5.5	12	25	30	150	0.30	0.4	3.0	40	50	300	20
7~	10	13	35	65	90	300	5.9	7.0	19	35	40	200	0.40	0.5	4.0	55	65	450	25
11~（男）	11	15	40	75	110	400	8.2	10.0	28	45	55	300	0.55	0.7	6.0	75	90	650	30
11~（女）	14	18	40	75	110	400	7.6	9.0	28	45	55	300	0.55	0.7	6.0	75	90	650	30
14~（男）	12	16	40	85	120	500	9.7	12.0	35	50	60	350	0.60	0.8	7.0	85	100	800	35
14~（女）	14	18	40	85	120	500	6.9	8.5	35	50	60	350	0.60	0.8	7.0	85	100	800	35
18~（男）	9	12	42	85	120	600	10.4	12.5	40	50	60	400	0.60	0.8	8.0	85	100	900	30
18~（女）	15	20	42	85	120	600	6.1	7.5	40	50	60	400	0.60	0.8	8.0	85	100	900	30
50~（男）	9	12	42	85	120	600	10.4	12.5	40	50	60	400	0.60	0.8	8.0	85	100	900	30
50~（女）	9	12	42	85	120	600	6.1	7.5	40	50	60	400	0.60	0.8	8.0	85	100	900	30
孕妇（1~12周）	15	20	42	160	230	600	7.8	9.5	40	54	65	400	0.7	0.9	8.0	92	110	900	31
孕妇（13~27周）	19	24	42	160	230	600	7.8	9.5	40	54	65	400	0.7	0.9	8.0	92	110	900	34
孕妇（≥28周）	22	29	42	160	230	600	7.8	9.5	40	54	65	400	0.7	0.9	8.0	92	110	900	36
乳母	18	24	42	170	240	600	9.9	12	40	65	78	400	1.1	1.4	8.0	88	103	900	37

注："—"表示未制定

a AI 值

（资料来自中华人民共和国卫生和计划生育委员会，2017. 中国居民膳食营养素参考摄入量第 3 部分：微量元素. WS/T578.3-2017.）

附录4　中国居民膳食营养素参考摄入量 第4部分：脂溶性维生素

年龄（岁）/生理状况	维生素 A（μg RAE/d）					维生素 D（μg/d）			维生素 E（mg α-TE/d）		维生素 K（μg/d）
	EAR		RNI		UL	EAR	RNI	UL	AI	UL	AI
	男	女	男	女							
0～	—		300[a]		600	—	10[a]	20	3	—	2
0.5～	—		350[a]		600	—	10[a]	20	4	—	10
1～	220		310		700	8	10	20	6	150	30
4～	260		360		900	8	10	30	7	200	40
7～	360		500		1500	8	10	45	9	350	50
11～	480	450	670	630	2100	8	10	50	13	500	70
14～	590	450	820	630	2700	8	10	50	14	600	75
18～	560	480	800	700	3000	8	10	50	14	700	80
50～	560	480	800	700	3000	8	10	50	14	700	80
65～	560	480	800	700	3000	8	15	50	14	700	80
80～	560	480	800	700	3000	8	15	50	14	700	80
孕妇（1～12 周）		480		700	3000	8	10	50	14	700	80
孕妇（13～27 周）		530		770	3000	8	10	50	14	700	80
孕妇（≥28 周）		530		770	3000	8	10	50	14	700	80
乳母		880		1300	3000	8	10	50	17	700	85

注："—"表示未制定

[a] AI 值

（资料来自中华人民共和国卫生和计划生育委员会，2017. 中国居民膳食营养素参考摄入量第 4 部分：脂溶性维生素. WS/T 578.4-2017.）

附录 5 中国居民膳食营养素参考摄入量 第 5 部分：水溶性维生素

中国居民膳食水溶性维生素参考摄入量

年龄（岁）/生理状况	维生素 B₁ EAR (mg/d) 男	EAR (mg/d) 女	AI (mg/d)	RNI (mg/d) 男	RNI (mg/d) 女	维生素 B₂ EAR (mg/d) 男	EAR (mg/d) 女	AI (mg/d)	RNI (mg/d) 男	RNI (mg/d) 女	维生素 B₆ EAR (mg/d)	AI (mg/d)	RNI (mg/d)	UL (mg/d)
0~	—	—	0.1	—	—	—	—	0.4	—	—	—	0.2	—	—
0.5~	—	—	0.3	—	—	—	—	0.5	—	—	—	0.4	—	—
1~	0.5	0.5	—	0.6	0.6	0.5	0.5	—	0.6	0.6	0.5	—	0.6	20
4~	0.6	0.6	—	0.8	0.8	0.6	0.6	—	0.7	0.8	0.6	—	0.7	25
7~	0.8	0.8	—	1.0	1.0	0.8	0.8	—	1.0	1.0	0.8	—	1.0	35
11~	1.1	1.0	—	1.3	1.1	1.1	0.9	—	1.3	1.1	1.1	—	1.3	45
14~	1.3	1.1	—	1.6	1.3	1.3	1.0	—	1.5	1.3	1.2	—	1.4	55
18~	1.2	1.0	—	1.4	1.2	1.2	1.0	—	1.4	1.2	1.2	—	1.4	60
50~	1.2	1.0	—	1.4	1.2	1.2	1.0	—	1.4	1.2	1.3	—	1.6	60
65~	1.2	1.0	—	1.4	1.2	1.2	1.0	—	1.4	1.2	1.3	—	1.6	60
80~	1.2	1.0	—	1.4	1.2	1.2	1.0	—	1.4	1.2	1.3	—	1.6	60
孕妇（1~12周）		1.0	—		1.2		1.0	—		1.2	1.9	—	2.2	60
孕妇（13~27周）		1.1	—		1.4		1.1	—		1.4	1.9	—	2.2	60
孕妇（≥28周）		1.2	—		1.5		1.2	—		1.5	1.9	—	2.2	60
乳母		1.2	—		1.5		1.2	—		1.5	1.4	—	1.7	60

注1："—"表示未制定

注2：有些维生素未制定 UL，主要原因是研究资料不充分，并不表示过量摄入没有健康风险

（资料来自中华人民共和国卫生和计划生育委员会．2017．中国居民膳食营养素参考摄入量第 5 部分：水溶性维生素．WS/T 578.5-2017.）

（续表）

中国居民膳食水溶性维生素参考摄入量

年龄（岁）/生理状况	维生素 B₁₂ EAR (µg/d)	维生素 B₁₂ AI (µg/d)	维生素 B₁₂ RNI (µg/d)	泛酸 AI (mg/d)	叶酸 EAR (µgDFE/d)	叶酸 AI (µgDFE/d)	叶酸 RNI (µgDFE/d)	叶酸 UL (µg/d)	烟酸 EAR (mgNE/d) 男	烟酸 EAR (mgNE/d) 女	烟酸 AI (mgNE/d)	烟酸 RNI (mgNE/d) 男	烟酸 RNI (mgNE/d) 女	烟酸 UL (mgNE/d)	烟酰胺 UL (mg/d)
0~	—	0.3	—	1.7	—	65	—	—	—	—	2	—	—	—	—
0.5~	—	0.6	—	1.9	—	100	—	—	—	—	3	—	—	—	—
1~	0.8	—	1.0	2.1	130	—	160	300	5	5	—	6	6	10	100
4~	1.0	—	1.2	2.5	150	—	190	400	7	6	—	8	8	15	130
7~	1.3	—	1.6	3.5	210	—	250	600	9	8	—	11	10	20	180
11~	1.8	—	2.1	4.5	290	—	350	800	11	10	—	14	12	25	240
14~	2.0	—	2.4	5.0	320	—	400	900	14	11	—	16	13	30	280
18~	2.0	—	2.4	5.0	320	—	400	1000	12	10	—	15	12	35	310
50~	2.0	—	2.4	5.0	320	—	400	1000	12	10	—	14	12	35	310
65~	2.0	—	2.4	5.0	320	—	400	1000	11	9	—	14	11	35	300
80~	2.0	—	2.4	5.0	320	—	400	1000	11	8	—	13	10	30	280
孕妇（1~12 周）	2.4	—	2.9	6.0	520	—	600	1000		10	—		12	35	310
孕妇（13~27 周）	2.4	—	2.9	6.0	520	—	600	1000		10	—		12	35	310
孕妇（≥28 周）	2.4	—	2.9	6.0	520	—	600	1000		10	—		12	35	310
乳母	2.6	—	3.2	7.0	450	—	550	1000		12	—		15	35	310

注1：“—”表示未制定

注2：有些维生素未制定 UL，主要原因是研究资料不充分，并不表示过量摄入没有健康风险

（资料来自中华人民共和国国家卫生和计划生育委员会，2017. 中国居民膳食营养素参考摄入量第 5 部分：水溶性维生素. WS/T 578.5-2017.）

（续表）

中国居民膳食水溶性维生素参考摄入量

年龄（岁）/生理状况	胆碱 AI（mg/d） 男	胆碱 AI（mg/d） 女	胆碱 UL（mg/d）	生物素 AI（μg/d）	维生素 C EAR（mg/d）	维生素 C AI（mg/d）	维生素 C RNI（mg/d）	维生素 C UL（mg/d）
0~	120	120	—	5	—	40	—	—
0.5~	150	150	—	9	—	40	—	—
1~	200	200	1000	17	35	—	40	400
4~	250	250	1000	20	40	—	50	600
7~	300	300	1500	25	55	—	65	1000
11~	400	400	2000	35	75	—	90	1400
14~	500	400	2500	40	85	—	100	1800
18~	500	400	3000	40	85	—	100	2000
50~	500	400	3000	40	85	—	100	2000
65~	500	400	3000	40	85	—	100	2000
80~	500	400	3000	40	85	—	100	2000
孕妇（1~12周）		420	3000	40	85	—	100	2000
孕妇（13~27周）		420	3000	40	95	—	115	2000
孕妇（≥28周）		420	3000	40	95	—	115	2000
乳母		520	3000	50	125	—	150	2000

注 1：　"—"表示未制定

注 2：　有些维生素未制定 UL，主要原因是研究资料不充分，并不表示过量摄入没有健康风险

（资料来自中华人民共和国卫生和计划生育委员会，2017. 中国居民膳食营养素参考摄入量第 5 部分：水溶性维生素. WS/T 578.5-2017.）

参 考 文 献

陈浩嘉，陈有仁，吴寿岭，2019. 膳食纤维和肠道菌群与肥胖关系的研究进展. 医学综述，25（05）：839-844.

浮吟梅，2017. 食品营养与健康. 北京：中国轻工业出版社.

高永清，吴小南，蔡美琴，2008. 营养与食品卫生学. 北京：科学出版社.

葛均波，徐永健，王辰，2018. 内科学. 9 版. 北京：人民卫生出版社.

季兰芳，2014. 营养与膳食. 3 版. 北京：人民卫生出版社.

焦广宇，李增宁，陈伟，2017. 临床营养学. 北京：人民卫生出版社.

林杰，闫瑞霞，2016. 营养与膳食. 北京：人民卫生出版社.

刘定梅，2016. 营养学基础. 3 版. 北京：科学出版社.

让蔚清，于康，2019. 临床营养学. 3 版. 北京：人民卫生出版社.

饶剑辉，徐魏，张国华，2019. 食品营养与卫生. 镇江：江苏大学出版社.

孙长颢，2017. 营养与食品卫生学. 8 版. 北京：人民卫生出版社.

孙雪萍，2018. 营养与膳食指导. 上海：同济大学出版社.

王晓曦，贾爱霞，于中利，2012. 不同出粉率小麦粉的品质特性及营养组分研究. 中国粮油学报，27（1）：6-9，19.

王协斌，2018. 营养与膳食. 上海：上海交通大学出版社.

杨月欣，2018. 中国食物成分表标准版（第一册）. 6 版. 北京：北京大学医学出版社.

杨月欣，葛可佑，2019. 中国营养科学全书. 2 版. 北京：人民卫生出版社.

中国营养学会，2014. 中国居民膳食营养素参考摄入量（2013 版）. 北京：科学出版社.

中国营养学会，2016. 哺乳期妇女膳食指南. 中华围产医学杂志，19（10）：721-726.

中国营养学会，2016. 6 月龄内婴儿母乳喂养指南. 临床儿科杂志，34（4）：287-291.

中国营养学会，2016. 7～24 月龄婴幼儿喂养指南. 临床儿科杂志，34（5）：381-387.

中国营养学会，2016. 孕期妇女膳食指南. 临床儿科杂志，34（11）：877-880.

中国营养学会，2016. 食物与健康——科学证据共识. 北京：人民卫生出版社.

中国营养学会，2016. 孕期妇女膳食指南. 中华围产医学杂志，19（9）：641-648.

中国营养学会，2016. 中国居民膳食指南（2016）. 北京：人民卫生出版社.

中国营养学会，2017. 学龄前儿童膳食指南（2016）. 临床儿科杂志，35（2）：158-160.

中国营养学会，2022. 中国居民膳食指南（2022）. 北京：人民卫生出版社.

中国营养学会糖尿病营养工作组，2017.《中国 2 型糖尿病膳食指南》及解读. 营养学报，39（6）：521-529.

中华人民共和国卫生部，2013. 人群健康检测人体测量方法. WS/T 424-2013.

中华人民共和国卫生和计划生育委员会，2016. 营养名词术语. WS/T 476-2015.

中华人民共和国卫生和计划生育委员会，2017. 老年人膳食指导. WS/T5561-2017.

中华人民共和国卫生和计划生育委员会，2017. 中国居民膳食营养素参考摄入量第 1 部分：宏量营养素. WS/T 578.1-2017.

中华人民共和国卫生和计划生育委员会，2017. 中国居民膳食营养素参考摄入量第 2 部分：常量元素. WS/T578.2-2017.

中华人民共和国卫生和计划生育委员会，2017. 中国居民膳食营养素参考摄入量第 3 部分：微量元素. WS/T578.3-2017.

中华人民共和国卫生和计划生育委员会，2017. 中国居民膳食营养素参考摄入量第 4 部分：脂溶性维生素. WS/T 578.4-2017.

中华人民共和国卫生和计划生育委员会，2017. 中国居民膳食营养素参考摄入量第 5 部分：水溶性维生素. WS/T 578.5-2017.

目标检测单项选择题参考答案

第 1 章

1. E　2 D

第 2 章

1. B　2. E　3. D　4. C　5. C　6. B　7. C　8. D　9. A　10. B　11. A　12. B　13. C　14. A

第 3 章

1. B　2. A　3. D　4. D　5. D　6. D　7. E　8. E　9. A　10. C　11. D　12. A

第 4 章

1. C　2. B　3. D　4. C　5. B

第 5 章

1. E　2. E　3. E　4. C　5. C　6. E　7. B　8. D

第 6 章

1. B　2. B　3. A　4. B

第 7 章

1. B　2. D　3. C

第 8 章

1. C　2. B　3. D　4. B　5. E　6. C

第 9 章

1. B　2. B　3. D　4. B　5. C　6. D　7. D　8. B　9. C　10. D